对话传统，古慧今悟

U0196639

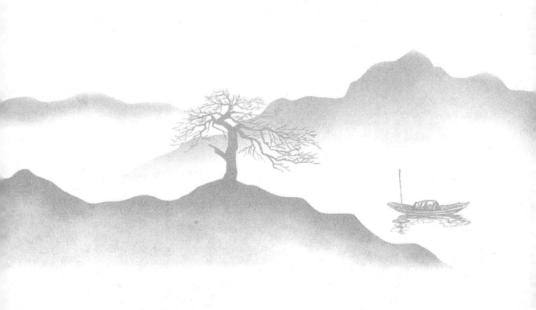

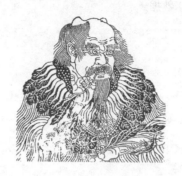

叩问命门
中医思想史散论

王一方 著

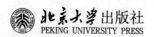
北京大学出版社
PEKING UNIVERSITY PRESS

图书在版编目（CIP）数据

叩问命门：中医思想史散论 / 王一方著. — 北京：北京大学出版社，2020.4

ISBN 978-7-301-30945-2

Ⅰ.①叩… Ⅱ.①王… Ⅲ.①中医学—医学思想—思想史—研究 Ⅳ.①R2-092

中国版本图书馆CIP数据核字（2019）第253868号

书　　　名	叩问命门：中医思想史散论
	KOUWEN MINGMEN: ZHONGYI SIXIANGSHI SANLUN
著作责任者	王一方 著
责 任 编 辑	陈　静
标 准 书 号	ISBN 978-7-301-30945-2
出 版 发 行	北京大学出版社
地　　　址	北京市海淀区成府路205号　100871
网　　　址	http://www.pup.cn　新浪微博：@北京大学出版社
微信公众号	科学与艺术之声（微信号：sartspku）
电 子 信 箱	zyl@pup.pku.edu.cn
电　　　话	邮购部 010-62752015　发行部 010-62750672
	编辑部 010-62707542
印 刷 者	大厂回族自治县彩虹印刷有限公司
经 销 者	新华书店

650毫米×980毫米　16开本　12印张　130千字

2020年4月第1版　2020年4月第1次印刷

定　　　价　49.00元

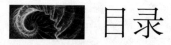

目录

导言 **站在新的历史地平线上** / 1

辑一 **沉思与随想** / 13

启蒙 — 救亡张力下传统中医命运的文化反思 / 14

多棱镜下的传统中医 / 26

思想史是一口深井 / 34

由意达悟 / 40

医者意也 / 44

本草正传 / 53

走不出的"中国式套箱" / 65

安心是药更无方 / 84

神术仙方 / 94

"仁术"如何走进临床生活？ / 116

辑二 对话与切磋 / 123

　　叩问"命门" / 124

　　中医百年：甄变与彷徨 / 132

　　另一条迷途 / 143

辑三 读书与评述 / 145

　　中国医学应该如何诉说历史？ / 146

　　思想史与学术史的二元拷打 / 154

　　"黄帝的身体"与"艺术的别方" / 158

　　九尾狐与杂种 / 165

　　铁肩背负道义，妙手续写岐黄 / 169

　　中医养生的是非曲直 / 176

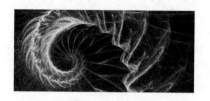

站在新的历史地平线上

对当代思想家而言，一百年前的五四运动是一个巨大的光环，也是强烈的光晕，令人不可避免地陷入炫光之下的失明甚至刻舟求剑似的话语惯性之中，无法摆脱"五四"路径、话题、范畴和叙事框架的束缚，而漠视了时代的沧桑巨变。一百年来，中华民族就好像在爬一面坡，一面由新文化运动、新民主主义革命到社会主义现代化的长长斜坡，最终抵达国家昌盛富强、民族复兴的高原，如今中国的政治、经济、文化、科技、军事都已经立于世界民族之林的前列。当我们置身于新的历史地平线上，有理由转换认知原点，不再矫枉过正；超越激愤、偏狭的情绪，不再拘泥于新旧、古今、高下、科玄的非此即彼；告别摒弃传统、割断历史的民族文化虚无论，重新审视传统，为民族复兴积聚根植于主体的文化自信。

历史是一个巨大的钟摆，鸦片战争以降的百年，中华民族坠入危厄的深渊，经历了从文化焦虑、恐慌到文化自损、自卑的精神滑落，中华人民共和国成立后的70年时间里，中华民族被抬升到一个前所未有的复兴高地，开始重新找回文化自信。经历此番变迁，有必要对这一历史脉络重新审视，重新思考。

第一阶段的思潮是"西学东渐"，思想界展开中体西用（道器论，本末论）的讨论，随着文化碰撞（对抗）的日渐加剧，

"改良中学，适应西学"一度成为思想界的共识。

改良派期望中国文化完成创造性转换，实现中西合体互用，但遭遇了严重的不可通约性，于是"全盘西化"的观点甚嚣尘上，成为第二阶段的价值选择。在全盘西化论者那里，中国文化已经僵化或僵死，甚至彻底破产，与之对应的是一系列文化自贬、自弃行为。无论是砸烂孔家店，还是废止中医，都透出决绝传统、拥抱新学的偏激，背后有日本近代脱亚入欧的示范效应，满目都是新旧对立，传统现代的差异归于高下、优劣，清浊的较量，非黑即白。殊不知，西方的现代化并未摒弃苏格拉底、柏拉图、亚里士多德等先贤。古典学系、古典学说依然是世界名校、学术名流的精神源头与价值堡垒，现代医学依然不舍"蛇杖精神"，依然尊崇古希腊医圣阿斯克勒庇俄斯、希波克拉底。那些以为彻底抛弃传统才能步入现代化的想法与看法恰恰是历史虚无主义的幼稚与狂躁。

如今，中西文化双峰并峙，二水分流，互鉴互学，对话交流，步入"古为今用，古慧今悟，中西对话，协同互鉴"的第三阶段，中西学术由融汇逐渐到贯通，通过部分融通过渡到深度融合。总的趋势是倡导对话，而不是对抗。新传统观秉持两点论，既尊重传统、发掘传统，又质疑传统、批判传统。当下的中国文化的使命是返本开新。既要返本，重振民族文化自信，又要开新，开启文化创新的航程，二者保持必要的张力。其实，即使在五四新文化运动的激流中，也有"接续主义""协力（调和）主义"的理性声音。时任《东方杂志》主编的杜亚泉对此十分推崇并将其介绍给国人，"盖接续云者，以旧业与新业相接续之谓。一方面含有开进之意味，一方面又含有保守之意味"。面对激进思潮的旗手们割裂历史、剑走偏锋、矫枉过正的狂飙言论，杜亚泉的剖析颇为深刻：这些人文化上具有双重性，"一面是贵族性，夸大傲慢，凡事皆出于武断，喜压制，好自矜贵，视当世人皆贱，若不屑与之齿者；另一方面是游民性，轻佻浮躁，凡事倾向于过激，喜破坏，常怀愤恨，视当世人皆恶，几无一不可杀者。往往同一人，处境拂逆则显游民性，顺利则显贵族性；或表面上属游民性，根底上属贵族性"。这种心态正是后来诸多文化转型节点激进主义幼稚病发作的基本病因。

"五四"前后，中医的命运受到前所未有的冲击，如同置身于时代跌宕的过山车上，遭逢传统礼教崩塌、文化自信丧失、价值跌宕的冲击，也面临着传统中医元典与现代医学新知的强烈对撞。此后的中医科学化运动产生了实验室里的中医（既有屠呦呦新药的发现，也有中药毒性的揭露）与博物学（山水田园诗境与文化药理学的咏叹）视野中的中西医之间的交锋与抵牾。现阶段，中医行进在历史的钢丝绳上，一要回应社会科学化与医疗技术进步的挑战，接受科学主义与技术主义的苛责，二要坚守民族文化自立自强，防范民族主义、江湖异化、迷信歧化的滋扰。

"五四"倡导科学与民主，将其视为中国现代化的价值启蒙，"五四"思想家们（陈独秀、胡适之、鲁迅、傅斯年）对待中医的态度也是基于倡导科学的医学，继而推进科学的社会化（生活化）的初衷。当年余云岫废止中医，其实醉翁之意不在酒，而在复制东洋成功模式，实现民族精神价值、思想观念、行为意识的脱胎换骨，由思辨化转向科学化，诗化转向物化，以达成救亡、启蒙的使命。以中医边缘化换来以救亡、启蒙为先导的国家强盛，似乎可以算作是中国现代化事业的必然代价。如今中国已经进入平稳发展的轨道，是否依然需要以牺牲中医来殉道，值得深刻反思。

　　回望近代史，对全盘西化思潮，亟待深入检讨，它不仅削弱中国人的文化自信，而且西方文化中夹杂的过度物化、功利化的价值追求也使得东方道德传统被稀释甚至丢失，道德重建进程依然需要传统文化的滋养。近50年来，东亚经济圈的集体雄起也证明儒家文化与现代化之间并不抵牾。同样，看中医、吃中药并不会妨碍现代科学思维的建构。中医认知也可能为人文失血的现代性迷失带来某些价值对冲。此外，经过发端于20世纪30年代的中医科学化运动以及随后的中西医结合探索，中医科研机构基本完成了科学化、技术化的学习、借鉴、补课，以自身的存在给现代医学诸多创新性思维的启迪。

　　当今，许多大中型中医医疗机构朝着"中医有特色，西医也一流"的目标迈进，声光电磁等大型设备，辅助诊断仪器也一应俱全，新一代中医早已告别"一个枕头，三个指头，几根银针看病"的临床模式，已学会中西医两种学术体系，熟悉两种算法、阵法之间的变频、变轨、变奏，针对患者的不同诉求，不同阶段、不同状态，中西互用；从"阿司匹林加白虎汤"的中西药合用，发展到针推与中西药物合体，手术与手法并用，现代护理与经络护理并行，或衷中参西，或中西并重，左右开弓，左右逢源，自成一系。许多现代医学大师也在中医学理上孜孜以求，在疑难病的会诊中寻求中西医互补互进，接纳、汲取中医的整体（内外，上下）思维，体质学说，调养一体思维，奇特的遣方用药思维；在慢病危机中暂避锋芒、撇开病因、培本为先、以退为进，采用以时间换空间的缓和医疗思维。

　　将医学等同于科学是一个分类谱系的误判，医学不是世界普同一律的物理学、化学，而是一门有限的、不充分的、不确定的科学。在西方学术分类中就有科学、技术与医学（STM）的三分认知，毫无疑问，近现代医学的科学化趋势纵然十分强劲，也无法改变医学的不确定性和艺术性特质，以及基于人文性、社会性的地域文化特征。无论发病、诊疗、康复都有明显的地域差异性和不可遮蔽的文化心理投射。即使在一个国度里，国民的健康观、疾苦观、生死观、医疗观也是千差万别。疾病的证据谱系或许相近，但医生、患者的价值观却各异，从叙事医学的角度看，疾病同一，但生命书写（疾苦叙事，死亡想象）多样，疾病隐喻、心灵干预多轨、多元。临床即生活，既是多样的，也是多彩的。如同文学即生活，仪态万方，气象万千。疾病与医学的全球化并未改变这一镜像。在西方哲人那里，"人不能两次踏进同一条河流"；同样，世界上没有两片相同的树叶，自然也没有两位完全一致的患者，每一位患者都是唯一，每一次诊疗都是迷雾里前行的探索（张孝骞先生有"战战兢兢，如履薄冰"之慎）。所谓普世的、循证的医学也只是相对的"规矩"，而非绝对的"金标准"。

医学究竟是什么？一百多年来，西方源头的医学将还原论、决定论奉为圭臬。身体还原成躯体，苦难还原成图像，疾苦还原成疾病，生命还原成生物，心灵还原成心理，在科学化、技术化道路上飞跑，但不确定性、多样性、感受差异性的罩门，使得医学无法抵达纯粹科学的彼岸，医学依然是不确定的科学与可能性的艺术，是 ST（科学、技术）之外的 M（另类）。而且，科学化、技术化裸奔带来了医学的现代性魔咒。我们有必要重新回到"医学是人学"的认知上来。因为我们还没有走出柏拉图的洞穴囚徒困境，也没有走出笛卡儿的身心二元断裂论。叙事医学的兴起，全人医学观念的普及，使得身心社灵一体化的关怀成为终极追求。在许多疾苦、生死转折点上，照顾大于治疗，陪伴胜于救助，救渡大于救治，苦难、生死的豁达胜于永不言弃的干预。因此，那些认定有了西方医学就可以取缔中国医学的人不仅患上了文化（历史）虚无的顽疾，而且还将迷失于医学现代性的泥淖之中。

　　一百多年来，造成中西医学认知落差与好恶的基点之一是概念内涵的指向性偏差。在大众认知惯性中，中医总是与传统为伴，传统又与玄学有染。其实，中医有两面，既有传统中医的一面，也有现代中医的一面，既是玄学（玄妙）的中医，也是科学的中医，但人们总是盯着一面去责难它。相形之下，西医总是与现代、科学相缀连。于是，中西医选择便演变为传统与现代、玄学与科学的抉择。中医也常常被称为"草根医学""民间医学""祖国医学"。此外，译名寓意的偏狭也是中医经常挨骂的原因之一。因此，传统中国医学（Traditional Chinese Medicine，TCM）应该正名为中国范式（类型）的生命、健康、疾病调适与干预体系（Chinese Style Medicine，CSM）。让屠呦呦摘取拉斯克奖、诺贝尔生理学或医学奖的青蒿素项目就是一次类型意义的突围，源自《肘后方》的青蒿素抗疟路径显然有别于西方的金鸡纳抗疟路径，这样的类型化意义的突围机会不止于植物药性成分的分析与创新，还有经络、针灸、复方等诸多主题。TCM的译名将自己定格为传统范畴，将20世纪30年代之后的中医科学化努力与成绩完全排斥在外，现代辩护的空间很有限，仅限于真的传统、活的手艺，即使在传统流脉中，中医一直秉持实学（格致）立场，反对空谈性理，实学恰恰是最早与西学携手的本土知识与方法体系。而CSM的辩护空间加大，强调其类型意义，凸显中国意识，中国范式的健康观、生命观、身体观（别样的经络体验）、疾苦观、救疗（救渡）观、中国路径的临床思维，讲求剿抚并用、三分治七分养、内病外治、外病内治、上病下治、下病上治、同病异治、异病同治、经络护理等。费侠莉（Charlotte Furth）在《繁盛之阴》中就曾将中医的类型意义定义为"黄帝的身体"（特色的藏象、经络现象）与"艺术的别方"（特色的植物药、方剂学，无药之针），算是对中医类型特色的基线式把握。

　　强调类型意义的另一重意思是在某种程度上坚持类型路径的独立发展。已故国医大师陆广莘先生生前反复讲"研究中医"与"中医研究"的分殊。前者可以博采众长，多学科，多团队，多手段，不拘一格，但后者必须循着中医类型、轨道前行，两者不可窜乱，也不可混淆。犹如中西绘画，艺术思想、意境可以互学互通，但技法不可轻言融合。因为油画用油彩，画在麻布上；国画用水墨，画在宣纸上。一个重写实，一个重写意。在中西绘画交流与对话语境中，国画巨擘潘天寿先生有"中西绘画要拉开距离"的睿思。这一论点对中医未来发展也富有启迪。20 世纪的中国艺术有两条道路可选择，一条道路是中西融合论（徐悲鸿、林风眠），另一条道路是中西距离论（潘天寿）。但前者受到普遍的拥戴，是画坛追随的主流意识；后者则相对落寞，是沉寂的思想支流。其实，两者并不矛盾，因为中西要融合，必须认清拿什么（优势）去融会，融会——融合点在哪里。必须在两者相离的状态下才能仔细甄别出来，没有距离，就没有主体性，也就没有主体间性。假如草率融合，就会被技术主义、消费主义劫持。不如保持距离，各自沉淀精华，累积特质，相互欣赏，分享优长，撞击火花，方能融会融合。于是，潘天寿先生又提出"（中西）两端深入"的观点作为补充，"拉

开距离，两端深入"，构成一个完整的传统画风、技法在守成中
发展的策略，不管日后中西绘画是否融会、怎样融合，都为各
自发展开启了二元选择的道路，不必困于"中西融合论"一隅。
甘阳先生在评论中西距离论时指出，这一路径选择应该扩大到
整个人文学术，作为一个总纲，在 21 世纪的中国文化境遇中，
尤其应该坚守。

　　医学中的艺术思维问题是一个流淌于医学历史长河里的古
老命题，中医早就有"医者艺也"的直觉。现代临床医学大师
奥斯勒（W. Osler，1849—1919）也宣称医学不仅是"不确定的
科学"，还是"可能性的艺术"，以容涵临床医学中的主体间性、
意向性，去解读生命的多样性、风险的不可测性。医疗技能的
训练历经生境、熟境，抵达临床医学大师心摹手追的巨匠意境，
常常是"身无彩凤双飞翼，心有灵犀一点通"。此时，意会大于
言说。譬如中医正骨、中医推拿、中医针法、经络护理的个体
化就是中医诊疗不同于现代医学的例子，它们构成类型意义的
重要侧面。从道与术（器）的关系层面剖析，艺术化医疗的背
后是物与神游（握针如握虎，下刀如有神）的美学境遇，是生
命哲学（无常与豁达，尊严与关怀，安身与立命）的艺术呈现，
是信仰疗法（化蝶遇仙，跻身瑶池，神迷桃花源）的文化基因
与基石，是抵达全人医学（身心社灵）的中国路径。

　　2019 年 10 月 25 日，习近平同志对中医药工作作出重要指
示，指出"中医药学包含着中华民族几千年的健康养生理念及
其实践经验，是中华文明的一个瑰宝，凝聚着中国人民和中华
民族的博大智慧"，而且高度肯定了新中国成立以来，我国中医
药事业取得的显著成就，为增进人民健康做出的重要贡献。未
来"要遵循中医药发展规律，传承精华，守正创新，加快推进

中医药现代化、产业化，坚持中西并重，推动中医药和西医药相互补充、协调发展，推动中医药事业和产业高质量发展，推动中医药走向世界，充分发挥中医药防病治病的独特优势和作用，为建设健康中国、实现中华民族伟大复兴的中国梦贡献力量"。

21 世纪中医的命运如何？道在心中，路在脚下。要前行，不要停滞；要虚心，不要心虚；要自信，不要自负；要民族性，不要民族主义；要科学性，不要科学主义。依照 20 世纪的生存与发展惯性推衍，未来中医大致有三条路可走：一是甘居二流，继续作为补充或替代的医学；二是为源自西方的科学化、技术化的医学奉献生命体验、临床早期经验、研究灵感与素材，成为待验证的假说库；三是充分张扬学术主体性，成为中国类型医学，在某些领域（亚健康调养、老年疾病、慢病、失能诊疗）赶超西方类型医学，创造新的诊疗特色和市场格局。很显然，我们期待第三种可能。那么，中西医"拉开距离，两端深入"的战略不失为明智的选项。从哲学上看，中医学术的深入开掘必须遵循"医者意也"的价值内驱，在主体性、主客间性、体验性、思辨性、艺术性等向度发力，倡导四个回归：其一是回归门诊（场所精神），其二是回归辨证论治，其三是回归经方，其四是回归手法。唯有回归传统诊疗模式，中医传统才能在学术与职业信念纯粹的境遇中从容地坚持与保存，才有中西医互通、融会与融合过程中的主体性，才有中医现代化的基石。否则，必然路越走越窄，越走越失去自信。

中医复兴的道路是曲折的，不会一帆风顺。前有四个主题值得积极推进。一是增强职业自信，弘扬中国医学的文化与道德优势，树立德艺双馨的医德医风，融入国家价值观体系，开创传统文化"返本开新"的典范。二是培土固本，将中医知识纳入民族优秀文化普及活动之中，助推"公众理解中医"，将近年热门的自主、自助型"养生""治未病"活动引向深入。三是自己出题自己做，绕开对象化和标准化这两块石头，发挥中医整体调治优势，研习一批疑难杂症中医综合（针—药并用）治疗（辨体—辨病—辨证）的新路径。尤其要花气力深入研究经络护理的原理与实务，开启中医特色护理的新模式。四是打造诊疗特色与特区，顺应慢病取代传染病的疾病谱变化及社会老龄化趋势，开展慢病、老年病疗效、老年生存质量提升的临床攻关，开辟"疗养结合""康养结合""身心社灵结合"的慢病、老年病防治新模式……再列举下去就犯忌了，因为，思想史研究奉行远距离沉思，而非近距离丈量。

抚今追昔，历史永远是一面铜镜，映照前行的路。从这个意义上看，"一切历史都是当代史"。反观之，一切当代思想境遇都是历史叙事的归宿。或许，书写思想史看重的不只是历史素材，而是思想的裁纸刀。

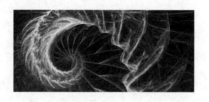

辑一

沉思与随想

启蒙 — 救亡张力下
传统中医命运的文化反思

李泽厚先生的近现代思想史研究范式对于传统中医的思想史辨析具有重要的启迪意义，[①]尤其是"启蒙 — 救亡"的复调与张力，既包含着新与旧，传统与现代，科学与迷信，进化与退化，激进与保守的情绪对立，也包含着现代化与现代性的学理纠结，衍生出文化开放与文化自主，世界主义（全球化）与民族主义，科学主义与经验主义，生命多样性与文化多元化，真理唯一性与文化相对论，古为今用与洋为中用，传统文化中的精华与糟粕，玄观与玄妙，哲学上的实在论与现象学、实证主义与存在主义，医学中的科学性与人文性，技术与人性的对话，由此步入理性、开放、建设性的学术开掘。

1. "五四"反传统的力度与姿态需要反思

"五四"已跨入百年的门槛，重读当年打倒孔家店，全盘西化的檄文，分明是鸦片战争，尤其是甲午战败之后滋生出国民发奋图强，抛弃传统包袱的决绝心态和激进情绪。盘点"五四"，一是从思想上打倒孔家店，摧毁儒家文化的精神价值，二是在文学上推广白话文，逐渐发展到诋毁汉字，废除汉字，倡

---

① 李泽厚. 中国近代思想史论 [M]. 北京：生活·新知·读书三联书店，2007.
　李泽厚. 中国现代思想史论 [M]. 北京：生活·新知·读书三联书店，2007.

导拉丁化。三是日常生活上决绝地反中医，唱响了废止中医的序曲。1919年，陈独秀认定传统生活的存在会阻碍现代化的进程。[①]1923年的科玄之争开启了全盘西化的思想先河，[②]为1929年余云岫提出"废止旧医案"，特别昭示"扫除阻碍科学进步"的宏旨。全盘西化肇始于此。现今看来，恰恰是极端的科学主义，西方文化中心（优越）论导致历史认知的迷失与文化价值的断裂。这些举动究竟是矫枉过正还是玉石俱焚？鲁迅辩称在中国如果要开窗透气，常常得不到允许，但如果嚷着要掀屋顶，便可解决开窗透气的问题，属于策略上的"漫天要价，就地还钱"。假如有人不满足于开窗透气，执着地要掀屋顶，实际效果就只能是玉石俱焚了。李泽厚曾感叹，如此激烈否定传统，追求全盘西化，在近现代世界史上也是极为少见的，[③]也体现了中国现代化之途的蹒跚与幼稚。中医存废之所以成为中国近代百年激荡史中最峻急、最惊骇的一幕，源自现代化运动一系列功利与价值诱惑面前单向度的认知与选择姿态，因此，缺乏对于现代性、科学主义、技术主义等时风思潮的审视与反思。[④]史美书在《现代的诱惑》一书中指出，"诱惑"一词暗含了服从和否定的双重过程，而且相互纠缠。一方面，中国的现代主义者将现代性视为充满诱惑的、迷人的、值得向往的东西。他们自觉或不自觉地臣服于这一外来的范畴。这一过程也催生了中国的世界主义者，逐渐失去文化主体性。[⑤]另一种方向则是在黑格尔的否定过程中将现代性转化为内在的固有范畴，在地区范围内修订、重新思考、定义、创造现代性，获

---

① 陈独秀.陈独秀著作选（第一卷）[M].上海：上海人民出版社，1984.
② 亚东图书馆.科学与人生观[M].济南：山东人民出版社，1997.
③ 李泽厚.中国现代思想史论[M].北京：生活·新知·读书三联书店，2007.
④ 郭颖颐.中国现代思想中的唯科学主义[M].南京：江苏人民出版社，2001.
⑤ 史美书.现代的诱惑[M].南京：江苏人民出版社，2007.

得一份坚守，文化主体性被催生出来。如果历史是一架巨大的钟摆，五四运动开始后 30 年基本上朝着丢失文化主体性的方向摆动，之后的 70 年开始有了后一种意识的萌生。站在百年的历史节点上，理应获得一份正—反—合的清醒。在这里，"反"是社会进步的必要步骤，但不仅仅是反叛（打倒孔家店），或翻盘（全盘西化），还应该包含反思，即我们应该如何面对传统？事实上，"五四"前后对儒家文化、中医阴阳五行的单向度挞伐值得斟酌。以实在论的眼光看待阴阳五行是错误的，它们并不是一种实体，而是生命内稳态的平衡与关系模型。

反思"五四"，有两个理论命题需要寻解。**一是"启蒙与救亡"的张力**。发生在 19 世纪的中国启蒙运动与十七八世纪的欧洲启蒙运动不同，带有强烈的民族救亡色彩。李泽厚先生在《中国现代思想史论》中将"救亡与启蒙"联系起来考察，称为复调式启蒙，并作为开启近现代史研究的钥匙①。在西方学术界，当启蒙作为"完成时"考察时，是革命、转型、进步、进化、净化的杠杆，但作为"进行时"考察时，也包含着许多盲动、鲁莽、投机、疯狂。对实用主义的崇拜，高举理性旗帜的启蒙正在迅速地放弃它自身的包容性，遁入话语霸权与价值偏锋。②中国主要表现为科学主义、技术主义、民粹主义盛行，这便是启蒙的辩证法。既然启蒙主要承担着推动时代进步的使命，那么，人们不禁要问，以救亡为目的的启蒙究竟是要增加、重建民族自尊、文化自信还是要减损、摧毁民族自尊、文化自信？中医的命运是中华文化自信的重要组成部分，也是民族救亡的题中之意，如果启蒙运

① 李泽厚 . 中国现代思想史论 [M]. 北京：生活·新知·读书三联书店，2007.

② 汉斯·约阿施 等 . 欧洲的文化价值 [M]. 陈洪捷，译 . 北京：社会科学文献出版社，2017.

动旨在摧毁文化主体性，抛弃民族自尊、文化自信，岂不加速了民族文化的危亡了吗？学习借鉴西方的文化、思想、学说，终极目的难道不是中华民族（文化）的伟大复兴，反而是对西方文化亦步亦趋的追随？在这个境界思考问题，中医恰恰具有非西方的"类型意义"，是中华文化的宝贵的创造性节点，成为文化复兴的重要起跳点。**二是中国的启蒙与现代化是否应该追随日本模式与道路？** 1902 年，"五四"主帅之一的陈独秀第一次东渡日本，入东京高等师范学校，此时离甲午战败刚过去 4 年，旋即表现出激进主义的情绪，这与日本明治维新后社会新风的感受不无关系。1914 年，陈独秀二次东渡，一年后回国创办《青年杂志》，将思想文化改造列为首要命题。他将中国社会、文化的基本判断定为"陈腐败朽"，相反，西方社会文化被他誉为"新鲜活泼"，取舍办法只有"利刃断铁，快刀理麻，决不做牵就依违之想"，必须模仿日本脱亚入欧、全盘西化的选择，彻底舍弃中国文化，接纳西方文明。1923 年"科玄之争"之后，废止中医被提上日程，其核心人物余云岫、汤尔和、汪企张皆为留日学生。1896 年，第一批中国留学生 13 人奔赴日本，未有学医者。1902 年在日本留学生 272 名，仅有 3 名习医者。1902 年，鲁迅有感于"日本维新是大半发端于西方医学的事实"而东渡日本，1904 年从弘文学院毕业后进入仙台医学专门学校，后弃医从文。1904 年中国留日医学生人数为 23 人。1905 年起逐渐增加，1907 年达到高峰，其中以千叶医专人数最多。据 1907 年底留日医学生创立的中国医药学会调查，在日本药科的留学生有 95 人。实藤惠秀调查了日本 23 所医学专门学校的中国留学生情况，截至 1911 年共有 51 位中国学生毕业。他们归国后大部分行医、组织学会、办杂志、争取社会影响，这批留日学生对中国传统文化、"前现代人格"及传统医学大多都持激进、决绝态度。[①]相形之下，欧美留学生对待传统文化态度有别，既有持激进主义立场的学人与刊物，如胡适之、傅斯年、丁文江与《独立评论》《努力周刊》，也有持保守立场的学人与刊物，如梅光迪、吴宓、胡先骕与《学衡》《东方杂志》。[②]即使是胡适，不同时期的心态也迥异，此一时彼一时，"科玄之争"时期，胡适坚定地站在丁文江阵营，挞伐中医。1926年9月5日，正在巴黎的博物馆里悉心端详敦煌经卷的胡适给远在大西洋彼岸的红颜知己韦莲司发出一封短信。信中不无感慨地写道："我必须承认，我已经远离了东方文明。有时我发现自己竟比欧美的思想家更西方。"[③]1936年1月，丁文江因煤气中毒去世。胡适在其传记中相对公允地批评丁文江，不认同他对中医中药的偏激、武断态度。在他看来，所谓西医，所谓新医学，也有高下之别，也有人的区别，有设备的区别，还有人的性情、道德等区别。如北平法国医院、德国医院，始终没有训练有素的护士！他们的设备也远不如协和医院。又如在君[④]煤气中毒时，衡阳铁路局的医生也都是西医，而他们都未见过煤气中毒的病人[⑤]。

废止中医的思想渊源及行为模板来自日本政府奉行的废止汉医的政策选择，属于依葫芦画瓢式的简单模仿。在东亚现代化的进程中，日本的确值得瞩目，其在很短的时间内告别农耕、幕府分封，迅速走向工业化，一度领先东亚，由世界文明的差等生成

---

① 实藤惠秀.中国留日学生史 [M].谭汝谦，林启彦，译.北京：生活·新知·读书三联书店，1983.
② 沈卫威.回眸"学衡派"文化保守主义的现代命运 [M].北京：人民文学出版社1999.
③ 胡适之.在爱慕与矜持之间：胡适与韦莲司 [M].北京：东方出版社，2006.
④ 在君是上文提到的丁文江的字号。——作者注
⑤ 雷启立.丁文江印象 [M].上海：学林出版社，1999.

为优等生，由中华文化的学生成为中国西化的先生。"五四"时期，留日学生心中盘桓着日本的文化选择与中国的文化选择，抛弃孔子学说与抛弃中医理论有着相似性。一是日本的社会变革转型成功，成功者的道路选择（脱亚入欧，全盘西化，包括废止汉医）是不容怀疑的。二是儒学（儒医）与现代生活（民主政治、市场经济、科学技术）不相适应。三是思想行为模式是国民性的细胞，儒学（中医）思维不除，国民性不易，科学思维不立，现代化难成。四是民族救亡的激愤转化为文化批判的激情，难以冷静分析与取舍，往往偏激者占据辩论的制高点。五是社会达尔文主义思潮强化了新旧价值的断裂与对立，使崇新贬旧，喜新厌旧成为一种时髦，一种认知惯性。事过境迁，时势巨变，救亡危局下的激愤归因、激进思绪、决绝选择与中华民族伟大复兴进程中的民族自信、稳健选择格格不入。现如今《中医药法》颁发，中医发展步入从容稳健期。但是，我们依然要反思崇日派的所思所想，有必要从理论上理清日本对于中医的态度。其一，明治年间，日本废止汉医、奉行兰医①是以一种外来医学替代另一种外来医学。其实，日本学界并未完全中止汉医的文献研究，且在中医学术源流经典研究、人物研究、临床腹诊、体质学说的继承与创新方面有诸多建树。而在中国废止中医则是根除本土文化的医学传统、健保资源。两者性质完全不同，代价不可轻估。其二，中医与国民性的关系，要做具体分析，不能将所有的陋俗、迷信全都归结于中医思维，认知模糊性、混沌性，"医者易（臆、艺）也"恰恰是医学偶然性与不确定性的表述，也是医学人学传统、叙事医学、灵性照顾的思维基础。其三，传统医学与现代生活的

———————————

① 兰医是荷兰医生的简称。——作者注

适应性问题，不能全盘割裂。两者之间的确有不适应的地方，如传染病的群体防控，基础医学研究，需要改进，甚至脱胎换骨，但也有适应的地方，如疑难杂症，老年疾病的调养与调治。也就是说，传染病时代、公共卫生时代，中西医两个回合的博弈中医丢失了制高点，但慢病时代、老龄化这个回合才刚刚开启。中医有重新占据制高点的机会。如果中西医携手，慢病时代的全人医疗会催生出许多新的思路与办法来。

2. 重新审视医学的科学属性与实证主义的生命观

丁文江、傅斯年当年以社会名流之身份讥讽、批评中医，基本观点是中医不科学，包括形态结构认知不确切，病因、病理、药理解读不客观，诊疗路径不标准，疗效评价不齐一等等。① 他们秉持的认知范式为当时流行的物理主义、实证主义，一切事物都应该从物理镜像中找到因果关系。可惜，这两位都没有医学背景，不识医学的生物学特征以及身心社灵的多元认知镜像，更没有临床的体验，无法跨越理性与经验（悟性）的鸿沟。他们眼中的医学是标准（物理学范式）的科学推理与技术干预。褚明谊、汤尔和混迹官场，虽有医学背景，但基本上是源自政治与文化改良理念与物理主义的价值尺度而推动罢黜中医。余云岫有些特别，他的学术生涯是"先中后西"，早年熟读古代医书，后赴东瀛研习现代医学，但他采取的是"硬比较"的范式，武断地宣判中医脱离现代社会，未并入现代科学的轨道，即从医学科学化的视角论证中医当废。在他们这群新派人物发起的废止中医的闹剧以社会普遍不接纳，中医界激烈抗争而草草收场之后，医学的科

① 傅斯年. 所谓国医. 大公报 [J].1934 年 3 月.
　　傅斯年. 再论所谓国医. 独立评论 [J].1934 年 9 月.

学化理想却被社会大众所接纳。作为妥协，中医界也承诺创立国医馆，逐渐走科学化（实验研究）的道路，包括病名规范化、诊断指标、疗效判定标准化，药理的生化分析，剂型改革等。时至今日，中医还在科学化的隧道里蹒跚前行。令人尴尬的是，无论中医界如何卖力地科学化，都不被持有科学主义"有色眼镜"的裁判认可，甚至讥讽为伪科学、假科学，或者当科学化初见端倪之时，却蓦然发现中医的精髓神韵丢失了，于是有人发牢骚，不搞科学化是等死，搞科学化是找死。

出路在哪里？许多受过系统科学训练的中青年中医在苦苦探索，其中有两个价值向度值得深究，一是科学化与科学性的辨析，二是科学与文化的通约性分析。先说第一个，医学在西方知识谱系中就不是纯正的科学，因此，医学常常与科学技术并称为STM，其背后是物理学范式与生物学范式之别。薛定谔认为有一个高于普通物理学规律的生命物理学（新物理学）存在，并用以解读生命的本质规律。① 其实，仅有生物物理学还不够，还需要更进一步追索生命物理学，这背后是生物与生命的位阶之差。医学不仅是生物科学，更是生命之学（人学），既有科学性，也有人文性、社会性，还有灵性的空间（如生命终末期②的灵性照顾需求）。科学化的本质是实证主义（证据主义、对象化、客体化）宰治下的规范化、数学化、标准化，而医学很长一段时期内是实用主义（救死扶伤，疗效大于原理阐释）与人文主义（有德、有情、有灵）交相辉映之下的生命理解与干预的技艺，奥斯勒的经

---

① 薛定谔. 生命是什么 [M]. 罗来欧，罗辽复，译. 长沙：湖南科学技术出版社，2005.

② 专有名词，指生命的最后半年。——作者注

典表述是"医学是不确定的科学与可能性的艺术"①，与传统中医的"医者易也""医者艺也"的认知有哲学洞察与意趣上的类同。如今，尽管基因组学、细胞组学、蛋白组学，循证医学、转化医学、精准医学的研究如火如荼，但许多临床难题（疑难疾病、罕见病，甚至常见病）依然无解、无效、无奈、无能、无力，于是，医者纷纷怀念一百年前的特鲁多（Trudeau，1848—1915）大夫。"有时去治愈，常常去帮助，总是去抚慰"（与中医的"膏肓之境"意趣相近）依然是临床大夫敬佑生命、敬畏疾病的座右铭。协和名医张孝骞教导后辈的至理名言是"如履薄冰，如临深渊"。此外，医学的地域文化特征是近年来研究的热点，包括两个方面，一是医学全球化语境中的在地化问题，二是对本土医学资源的尊重、挖掘问题。医学不是物理学、化学、数学，后者没有地域差别。没有德国几何学与法国几何学的差别，但疾病谱一定有地域差别，即使是形态、功能、代谢层面也有民族体质之差。人类学家还挖掘出心理、行为、思维类型的民族差异，所谓有了全球化的现代医学，就必须取消传统的本土化医学，或者"中国医学"必须彻底融入"世界医学"（现代医学）的宏论不过是幼稚的科学主义者的一厢情愿。人类学开启了医学的文化向度。生老病死，苦难、残障都不仅仅是科学与技术问题，还是文化心理的映射问题。国人怕死不怕苦，即使痛不欲生时却还抱定"好死不如赖活"的心态穷生富死，大量财富用于无畏、无效、无谓的临终救治……这些都无法在科学与技术层面得到合情合理的解决。那是一份生命的觉悟，一次生死文化的豁达。电影《刮痧》里，怀揣美国梦的中国工程师李大同，在其父亲采用

---

① 奥斯勒.生活之道 [M].邓伯宸，译.桂林：广西师范大学出版社，2007.

中医民间疗法刮痧处置儿子感冒事件中被扣上"虐待儿童"罪名，因而失去监护权。深究起来，美国的幼儿教师、社工、法官都对"刮痧"这一中医疗法及神奇疗效茫然无知，仅凭儿童背部瘀斑就认定"虐待行为"成立。随着中美文化交流的深入，美国社会将逐渐接受这一来自中国的自然疗法。近年来，美国泳坛名将霍尔普斯使用中医的针灸、火罐快速疗伤，不误训练比赛的报道震惊美国舆论界。想必也会惊醒部分对中医持有偏见的科学主义信徒。

3. 重新发现传统中医的类型意义与思想资源的文化救疗价值

中医的类型意义与思想资源的价值是多元的，不限于新知开启，如屠呦呦从《肘后方》里引出青蒿素发现的原点意念，还有一系列与现代医学迥异的临床路径，如针灸术挑战了形态—功能依存的治疗逻辑，现代医学打针均为得药，而针灸刺入皆为得气，不得药而得气却同样有疗效。中医学的类型意义还在于内病外治，外病内治，冬病夏治，夏病冬治，以及辨体（质）—辨病—辨证三位一体的的系统思维，针麻的类麻醉效应，经络护理（刮痧、点刺、儿童指端按摩）对症状学治疗层面的丰富，且大多为廉便速效技能。不仅如此，作为现代医学的一个坚实的"他者"（理论体系与实践体系都迥异），具有凸显现代医学迷失、回归人文（灵性）抚慰的社会文化价值。第二次世界大战以后，现代医学陷入深深的现代性魔咒，具体表现为：机器诊断工具、治疗手段越来越多，医患情感越来越冷，医生做得越多，社会抱怨越多，甚至导致医学的污名化、医生的妖魔化，医生越忙越乱，越忙越苦，幸福感缺失，职业倦怠加剧；患者对医学知识懂得越多，误解越深；医学占据众多技术制高点，却失去了道德制高点。医患之间，医学、医院与社会大众之间，理应缔结情感——道德共同体，继而成为价值——命运共同体，却沦为相互搏杀的利益共同体，医患关系恶化。战争模型下疾病越治越多，病魔越治越刁，超级细菌，难治性感染死灰复燃，人类在传染病回合固守的阵地不保，由老龄化所导致的慢病回合又不期而至。在慢病时代，战争模型（杀戮、控制）失灵，替代模型（人工心肺机、人工肝、人工肾、肠外营养）又太贵，而且造就了一大批"不死不活"的植物人状态的生存境遇，毫无尊严的生存却要消耗宝贵的社会医疗资源和有限的家庭资财。人类在死亡面前恋生恶死的巨大黑洞无法用技术与财富填充，[①]怎么办？现代医学的人文对冲的历程中有许多方面可以向传统学习、借鉴。古为今用、古慧今悟是一个不错的选项。传统中医里富含着生命与救疗的人文智慧，如阴平阳秘、德全不危，蓄德涵气，养性养生的健康意识，生命历程的稳态平衡思维（阴阳学说），医患中大医精诚的道德自律，入情入理、合情合理、情理交融的人际交往，疾病中超越抗争的共生思维与和合意识（带病延年），疾苦中富有民间信仰特色的生死辅导及灵性空间的开启，得神——失神说，孟婆汤与奈何桥的隐喻，厥汗与回光返照阶段的灵然独照与灵性关怀，这些曾经被指责为迷信，却是当下舒缓医学的经验指征。此外，未雨绸缪的先手棋（治未病），疾病关注之外的身体素质调摄（将息养生、体质维护），都为当下的健康维护、健康促进提供有益的启示。因此，在现代化的进程中，我们不必事事拘泥传统、价值上彻底回归传统，但在前行的路上，不时地回望传统，与传统对话，继而发扬传统，不失为生命探索者的明智选择。

---

① 王一方.医学是科学吗 [M].桂林：广西师范大学出版社，2009.

当下，以文化自信为标志的中华民族伟大复兴新时代的大幕已经开启，中医的命运正在步入发展创新的酝酿期，乃至突变期，此时，尤其需要战略清醒，在历史与现实，科学与人文，开放与坚守，理性与经验，学术与智慧方面把握好张力，推动传统中医的新生和繁荣，才不负伟大时代的殷殷期许。

多棱镜下的传统中医

回顾和反思 20 世纪中医发展的风雨历程我们不难发现，中医发展一直笼罩在科学主义的阴影中，并在不懈地追求医学一元主义的理想目标。科学主义视科学（现代科学）为最高的价值标准，用这种标准来理解、评价和发展中医，其结果必然将中医视为"非科学"，而一切非科学的东西在科学主义的视野里都是应被废除或改造的，于是便有了"废止中医""废医存药""中医科学化"等口号和主张。中医至今仍没有摆脱被质疑和改造的尴尬境地。医学一元主义与科学主义具有内在互补性，"构成了 20 世纪中国医学的一个主旋律"。医学一元主义认为"天下事物只有一个真理"，各种医学体系的并存是暂时的，必将像其他传统自然科学一样，百川归海，最终走向统一。医学一元主义追求的是"归于一是"，而科学主义则指明归之于科学。20 世纪中医发展的种种思潮，无论是"中西医汇通"的实践，"废止中医"的尝试，还是中西医结合运动的开展，甚至是中医现代化的努力，尽管各种主张和口号有所不同，但其追求的理想目标却倾向一致，即创立一种统一的、一元化的现代新医学。然而实践结果与实现一元化的医学理想目标尚有很大的距离。"中西医汇通"结果是"汇而未通"，"废止中医"是以失败而告终。"中西医结合"目前还处于"结而未合"的状态，中医现代化道路困难重重。

中医要摆脱 20 世纪的困境，就必须走出科学主义的阴影和医学一元主义的认识误区，重新转换视域，更新思维，确立医学多元主义的理念，从多元性的视角重新认识和发展中医。

一、中医是什么？

有人认为中医是科学，有人认为是技术，还有人认为中医是自然哲学、经验、文化、前科学、潜科学等，对中医的学术性质至今尚未形成共识。其实，有关中医的本质问题并不是一个可有可无的"形而上"的思辨，这一元哲学问题的解决对中医发展道路的选择至关重要。如果中医是科学，那么我们可以用自然科学的一般标准来检验、评价、研究和发展中医；如果中医不是科学，那么中医科学化、现代化及中西医结合的提法就有待于进一步商榷。简单地用科学主义和一元主义的标准来说中医就是科学或者不是科学，是一门经验医学或者自然哲学的医学，都会使我们陷入一个难堪的困境。也许，从医学的多元性角度理解中医，可使我们开阔视野，摆脱困境。

那些认为中医不是科学的人所持的标准是现代科学的标准。如果用现代意义上的科学标准来衡量，不但中医不是科学，古代西医也不是科学，古代东西方均没有科学。把科学狭隘地理解为"现代科学"，把医学狭隘地理解为"现代医学"，这种划分方法等于抹杀了科学（医学）的起源。实际上，医学显然不是到了近代才突然产生的。同其他自然科学一样，医学也经历了一个漫长的历史发展过程，从童年的幼稚、青年的壮大到中年的成熟，不同时期有着不同的特点。医学又同其他自然科学一样首先是一种文化，它的存在和发展要受到文化的影响，是与一定时期、一定民族的文化相关联的，这使得医学具有多元性的特征。

1. 医学发展的阶段性 —— 时间上的多元性

处于不同发展阶段的医学有着不同的特征，古代医学带有经验色彩和自然哲学特征，中、西医学概莫能外。从两种医学各自的奠基性著作《黄帝内经》和《希波克拉底文集》中便可看出古代医学基本上处于现象的描述、经验的总结和猜测性思辨阶段。近代以来，西医学脱离了自然哲学母体的怀抱，走上了实验科学的发展道路，用解剖、实验、分析、定量等还原的方法来认识人体、治疗疾病，从而形成了机械论生命观和生物医学模式。现代医学在不断分化的基础上开始了新的综合，又重新开始强调人体的整体性、有机性和动态性，并力图克服生物医学模式的局限性，用生物—心理—社会医学模式来认识人体、治疗疾病。可见，医学发展不是一成不变的，现代医学不可能是医学发展的终结和唯一形态，它只是医学发展的一个阶段，未来医学将会出现不同于现代医学的特征。因此，如果把医学某一阶段的特征当作医学的唯一特征，当作衡量一切医学形态的标准，显然是不合理的。

2. 医学的民族性 —— 医学文化多元性的表现

不同民族具有各自独特的民族文化传统与思维方式，不同的思维方式形成了不同的科学传统。中西医学分别诞生于各自不同的文化土壤里，各民族的文化传统，特别是其价值观念和思维方式对医学的形成和发展起着非常重要的作用，它不仅影响着医学对象和方法的选择，而且制约着医学的性质和发展方向。可以说，中西医学范式的差异本质上是不同文化形塑的结果。尽管其他自然科学在近代以来淡化了民族性、地域性，成了"世界科学"，但医学对象和医学性质的特殊性使其在一定范围内、一定程度上保存了一些民族性、地域性。这些民族医学在现代医疗体系中仍占有一席之地，至今仍然发挥着现代医学无法取代的作用。如果用一种医学去取代另一个，改造另一个，那就意味着无视不同民族对世界的不同认识，忽略了另一个民族的思维方式，否认了传统医学的现代价值。用现代医学来取代中医，实际上是"西方科学中心主义"在医学领域的表现。

3. **医学认识的相对性 —— 医学认识多元性的表现**

中、西医学尽管面对同样的人体和疾病，但由于研究角度和方法不同，形成了两种不同的医学范式，它们从各自不同的层面上总结出了不同的医学理论，并利用了不同的方法和手段来治疗疾病，维护健康，两种医学范式具有较大程度的"不可通约性"。两种认识都具有相对性，都有自身的合理性和局限性，所以不能简单、绝对地用优劣、高低、先进与落后等价值标准加以评价。尽管现代医学采用实证的方法，已经揭开了人体许多奥秘，并成为当代医学的主流。但现代医学也不是万能的，在应付身心疾病和现代文明病方面，在解释心理精神现象方面所表现出的无能为力，都表明现代医学需要完善和补充，而中医学在这些方面又的确有优势。显然，试图用现代医学来代替中医学，实际上是无视了医学认识的相对性，无视了中医学的现代价值。

4. **医学评价标准的多元性**

医学以人体为研究对象，以治疗疾病和维护健康为目的。与其他自然科学相比，无论是在研究对象、研究目的，还是在价值观念、量效标准上均存在着较大的差异。这种差异决定了"医学不仅仅是科学"，它不仅是探索人体和疾病的真理性认识，同时也是一门防治疾病，维护健康的技术，甚至还是一种具有鲜明人道主义色彩的"仁术"，医学是科学、技术和仁术三者的有机统一体。因此医学的评价标准也应是多元的，不仅要从客观性、真理性方面去界定，也要从实用性、有效性方面去衡量，甚至要从人文、人道方面去评判。现代医学用实证的手段，打开人体一个又一个"黑箱"，已深入到了分子水平，对人体的生理活动和疾病的本质和规律有了比较客观和精确的认识，具有较强的"科学性"。但现代医学对许多疾病仍然"心有余而力不足"，尽管已经找到了明确的病因病理，但却未能找到有效的治疗技术和手段。中医学在长期的临床实践中积累了大量丰富的临床经验、治病方药和保健方法，对许多疾病，特别是现代医学感到棘手的疑难杂症，如心脑血管病、肿瘤、免疫性、代谢性、心身性复杂病症及病毒感染等疾病能够起到不同程度的治愈、控制和缓解作用。尽管中医对其治愈疾病机理的认识还比较"粗糙"，"科学性"不足，但在控制和治愈疾病，维护健康的医学目的上无疑是成功的。临床经验和技术的有效性是中医生存和发展的重要基石，在这个层面上中医与现代医学存在着较强的互补性。否定中医实际上也就否定了中医临床的有效性，违背了医学评价标准的多元性。

　　医学的研究对象是人体的健康和疾病，而人体是一个复杂的客体，既有自然属性，又有社会属性；既有生理特征，又有心理特征。随着医学模式从生物医学模式向生物 — 心理 — 社会医学模式的转变，医学单纯的科技定位局限性日益暴露，特别是在医学科学主义、技术主义和一元主义的冲击下，医学人文精神失落了，医学科学文化与人文文化分离了，现代医学成了"单向度"的医学。因此必须对医学进行重新定位，用医学的文化属性来丰富和补充医学的科技属性，使得医学真正成为"人"的医学。中医具有悠久的人文主义传统，"医乃仁术"中就包含着丰富的人文性和济世精神，中医本身就是科学文化和人文文化的有机统一体。科学主义和一元主义将中医这一复杂的文本给误读、简化、肢解了，以至于中医源远流长的人文精神被冷落，甚至遭遇批判和抛弃。因此，将科学、技术、人文三者有机结合起来，将科学文化与人文文化相融合，从科学、技术、人文多向维度来审视医学是 21 世纪医学工作者应有的视角，而中医学人文精神的挖掘与提升将为现代医学视角的转换提供新的启示。

二、多元文化发展是大势所趋

中、西医学的差异从内在本质上看是两者在方法论上的差异，于是有学者认为中、西医学的差异是系统整体论与分析还原论的差异、生成论与构成论的分别、模型论与原型论的不同。那么，不同的医学方法论之间是否有高低之分、优劣之别？医学方法论究竟是一元的、还是多元的？美国著名科学哲学家费耶阿本德在其名著《反对方法》中提出的多元主义方法论给我们带来了一些启示。与传统一元唯我独尊的方法论原则相反，费耶阿本德的多元方法论允许采用一切方法，容纳一切思想，反对传统方法论的唯一性、普遍性原则，反对传统方法对其他方法的排斥和打击。他强调不存在什么唯一的规范的方法论，一切方法和规则都有一定的适用范围，都不是普遍的标准，都有其局限性。费耶阿本德的方法论原则不是反对一切科学方法，而是旨在反对那些僵化的、"普遍"实用的方法，反对把仅仅在一定范围实用的方法教条化，并推广到一切领域和时代，脱离历史和现实的传统方法论思想。他主张的是开放型的、自由创造型的、具有生命力的、能够适应历史变化的、促进人的个性发展的、能够最终有效地揭示外部世界深藏着的秘密的方法。费耶阿本德的结论是，只有方法上的多元论才能"导致真理"。尽管费耶阿本德的认识论和方法论具有无政府主义色彩和相对主义的不足，但其多元主义的方法论无疑具有一定的合理性。

　　由于生命现象的多样性和复杂性，企图用一元的方法揭示人体和疾病所有奥秘的努力必将失败。近代以来，西医学采用了还原论的方法取得了巨大成功，但随着医学的发展，还原论方法的局限暴露无遗。而中医方法论重整体、联系、动态、功能、直觉的有机整体论方法更加契合生命的本质。德国汉学家满晰驳（Manfred Porkert）教授在谈到中西科学和医学方法论时强调，"我们应当习惯于这样的观念。显然，为了达到同一目标——理性对确定的经验事实的唯一定义，可以采用不同的方法（道路）"。中西医学方法论各有所长，各有所短，二者只有通过互补并存的方式方能有利于医学的发展。试图将用还原论方法当成中医研究和发展的唯一道路和选择，无疑是在否定中医方法论的现代价值，有悖于医学方法论的多元性宗旨。

　　21世纪中医的发展必须走出科学主义和一元主义的阴影，确立医学多元主义本体论、方法论、价值论和发展论的观念。"我们应当宽容地理解医学，从多元的角度来看待医学，而不应当将那些未能得到实验证明，未能上升到现代科学水平的医学逐出医学之外"。宽容地理解医学，不仅仅指现代医学对传统医学的宽容，而且也包括对中医发展各种道路和模式的宽容。20世纪中国医学的一元主义失败的教训告诉我们，中医的发展道路也应是多元的、多维的。在中医发展模式上，目前主要存在着两个方向：中西医结合和中医现代化。在目前现代医学和中医发展的现实条件下，任何一种孤立的发展模式都不足以充分继承和发扬中医的特色和优势，而各种发展模式之间的差异、互补和竞争将形成中医发展的重要机制，有利于中医的发展。

　　21 世纪将是多元文化并存与互补的世纪，随着"欧洲文化中心论"的终结，以中国文化为代表的东方传统文化的价值将被重新发现；21 世纪将是东西方文化汇合的时代，将是中国传统思想大放异彩的时代；21 世纪的中医学将有希望与中国文化共同回归到多元的世界，继续为人类的健康奉献出自己的智慧和经验。

思想史是一口深井

探讨20世纪中国医学思想史，我觉得应该有一个纲领，其基本点应包括一个概念（20世纪中国医学）、一对范畴（人文传统与科学建构的张力：冲突、论争、对话、沟通）。围绕这两个基本点，可以建立一个能揭示20世纪中国医学思想流脉与特征的逻辑构架。主要内容有：

1. 传统中国医学人文意义（知识、观念、方法、境界）的现代阐释。

2. 西学东渐后中国医学的二元格局与价值倾斜。

3. 20世纪中国医学的人文失落与20世纪世界医学的科学主义遮蔽。

4. 人类医学本质的探寻：科学与人文的对峙与张力。

5. 医学中人文精神的传统认同与现代选择。

6. 人文与科学精神的通约与互洽及其中国医学的整合。

……

很显然，作为20世纪中国医学思想史的理性探索，这一体系还不完善，面临着许多构架以内的学术难题与构架以外的文化陷阱，如讲学科批评，缺乏宽容与理解及一统的学术标尺；讲求个性，不免徘徊于深刻与片面、平淡与公允的两难抉择之中；讲通家气象，犹恐失却"根底"，被人讥为"海客谈瀛洲"。然而，这一命题的学术诱惑又足以让人抛去怯弱，不再徘徊。

　　要着眼于 20 世纪医学思想与活动的全景考察，首先必须建立一起一个完整的史学概念。即"20 世纪中国医学"，以便把 20 世纪中国医学作为一个不可分割的整体来把握，打通"祖国医学"（中医）、"现代医学"（西医）、"中西医结合"等概念对历史现象与内涵的肢解。同时也可以与"20 世纪世界医学"等概念形成一种历史观照，并与"古代中国医学"（一般认定为 17 世纪前的医学进程）、"近代中国医学"（18—19 世纪中国医学进程）等历史概念续接。

　　建立新概念并由此对这一时期的医学发展做出多元性刻画与历史阐释是思想史研究的重要任务，又是一项世纪的盛邀。置身于跨世纪的门槛边，回眸这个具有丰富内涵与色彩的大时代，场景纷繁的一幕幕映出厚重与激荡的个性。从现象上归纳：这是一个在东西方文化的大撞击、大交流背景下，世界主流医学（西医）在中国城乡播布，建立起相对完备的知识与教育机构、从理论到实践全方位融入中国保健与医疗格局。同时，中国的本土医学（包括传统中医，尤其是针灸学及现代意义上的医学发现与技术发明）凌空走向世界，汇入世界医学总体大系的进程；是一个由古代沿袭下来的相对纯粹的一体化的传统中国医学向现代异质的、多元的、变奏的中国医学过渡的时代，因而它是一个充满挑战又面临选择的时代。从学风上审视，这个时代需要更多的理性照耀及深思熟虑，从容心态与宽容学风，但事实上人们时常被情绪化、浮躁、短视裹胁着，间或为功利的时尚与偏激诱骗。因为在这个激荡的时代里充满了悖论与张力，所以它既需要博大的世界眼光，又需要觉醒的民族意识；既需要批判、反思传统，又需要维护、弘扬传统；既需要追寻科学精神、引入科学新知，又需要鞭笞科学主义、抗拒技术崇拜；既需要打破学统、违拗家法，又要建设严明的学术规范，追求学理的内控与有序；既需要"拿来"的勇气和"拿去"的豪畅，又需要"消化力"的强健、输出的谨严；既需要医学知识领域里的纵横捭阖，开疆拓土，又需要生命智慧层面的钟灵毓秀，大彻大悟……也许，循这种句式还可列出更多的警句，但终归未能超越现象描述、直觉感悟的雷池，跃迁到真正的思想史层面，企及理性刻画的水准。应该说，思维径路上的二元悖反与张力的把握是合理的，关键是思维内容上还缺乏能容涵这一时代学术思潮、学风大势流变神韵的逻辑范畴，以及能深刻揭示 20 世纪中国医学鲜明个性的理性坐标。当然，我们不能忽视已有的认识成果，从 20 世纪初的五四新文化运动到 80 年代的文化热，其中有许多论点、概念早已奔这一主题而来，传达着各家各派的文化理解。归纳其主题词，时空轴上的"中—西""古—今""新—旧""原始—现代"，价值判定轴上的有"科学—玄学""激进—保守""文明—愚昧"甚至"优—劣"，等等，但这些定性与定位或流于浅表，或失于片面、武断，都未能穿云破雾，洞悉 20 世纪中国文化及中国医学奥妙所在。真谛何在？仍然是一道悬题。

也许，要深究这一命题，还必须暂别它，搁置它，转而去追问人类医学的本质。许多问题必须从原点上思考才会找到启悟。"人类医学的本质"是一个大雅还俗的命题，探讨的角度与路径很多，本题将其理解成一条人人都可领悟的常识。那便是"人类医学研究人、服务人"，换言之，人是"人类医学"一切活动与价值的出发点和归结。关于医学中的人，包括个性的、群体的、社会的、生物的许多理解。人是万物之灵，比石头钢铁多了感觉与生命，比牛羊猫狗多了语言、情感与丰富的理念。它不是由一大堆细胞、器官垒起来的"物"，也不只具备结构、功能、代谢、生理与心理。因此，人的生老病死、医疗保健、预防康复的文章就显得尤其复杂。依照恩格尔"社会—心理—生物医学模式"的理解，疾病源于社会、政治、经济、文化、教育及个体的生物层面与心理（精神、情感）层面的失序。这是当前医学理论界极力倡导的一种学说，它标志着人们对医学的理解已不拘于科学意义的生物层面，无疑具有相当大的感召力和说服力。但将恩格尔的模式用于分析 20 世纪中国医学的观念发展与思想历程就显得不够贴切，缺乏相应的理论弹性（对传统中国医学而言，生物医学的发育一直不及西方医学完备，社会心理因素虽被强调，但也称不上自觉，且缺乏体系）。值得重视的是，近年来，有许多中国学者，由于他们置身于中国文化与中国医学的直接滋养之中，因而有不少系统、深刻的理性认识与观点，显示出不同于恩格尔的理解思路。这便是从"人"的起点引出了对人文学科与人文知识、情愫、方法、观念、精神对生命现象的观照与对传统医学的滋润。他们对人类医学本质与中国医学文化与历史特质的理性追问，无疑也是 20 世纪中国医学理性升华的学术铺垫与思想先导。

　　对于 20 世纪中国医学的思想史开掘来说，对人类医学本质、终极意义的追问，意在打通其人学内涵各要素（社会性、人文性、自然性）与医学时代与地缘类型之间的分隔，帮助医学界建立起新的思维坐标，现代人类知识的划分也源于此而分为社会科学、人文科学、自然科学三大块。很显然，传统中国医学属于"人文主导型医学"。这是因为在中国文化的发展进程中，人文领域的积淀最为丰富，中国人习惯于以一种艺术精神与人文情愫来面对科学命题。具体表现为知识旁依偏重于文、史、哲方面，思维方式上讲究非逻辑的"由意达悟"程式，生命观念上强调"天人相应""天人合一"，医家人格上重道德、亲情、人文修养，临床思维上重视个别性、随机性、模糊性。相反，西方医学则属于"科学主导型医学"（生物医学的概念也揭示了这一特征）。尤其是文艺复兴时期以后，医学一直被认为是一个纯粹的科学命题、隶属于生物科学，其知识体系侧重于理、化、生方面，医学观念上固守还原论，还曾一度陷入机械论。人格上重功利、讲实际，重视科学精神（怀疑、批判、实事求是）的培养，临床思维上重视规范性、精确性、清晰性。很显然，这种文化特色的界定属于中西医学比较研究的范畴，还需做深入的历史阐释与学科论证，但作为对两种医学风格的理解，中国医学人文主导与西方现代医学科学主导的认识是成立的。值得指出：在比较研究那里，"人文"与"科学"特征的刻画是作为一种类型意义而存在的。但在思想史那里，由于建立了"20世纪中国医学"的概念，展示了中西医学碰撞、交流、论争、对话的特有背景，这样，"人文传统与科学建构的张力"就自然而然地转变成具有思想史意义的理性坐标与认识范畴。其实，这一认识范畴的确立本身也是20世纪中国医学进程中思想史领域的一种选择或重新发现（由类型意义中发现了范畴意义）。其中蕴含着由时代、世界、民族、学科等因素交织起来的思索，关于命运与道路、失落与遮蔽、复兴与凝滞、发展与代价、风格与缺失、生物与生命、生命与生

灵 …… 要统摄这些思考与发现不单需要有坐冷板凳的勇气和足
够的功夫描述与论证，还将接受新的选择与发现的挑战和修正。
思想史本是一座"活火山"，它将把命题与研究者一同推入滚烫
的岩浆。

由意达悟
—— 传统中医的思维方式与境界

　　《黄帝内经》是一部受医学界与哲学界共同推崇的奇书，医者从中读出了养生、护生的原理，哲人从中读到了认识论、方法论。譬如其中《素问·八正神明论》中有一段充满禅意的论述，寥寥数言，将中医思维境界的精妙阐述得淋漓尽致。原文是这样的："神乎神，耳不闻，目明，心开而志先，慧然独悟，口弗能言，俱视独见，适若昏，昭然独明，若风吹云，故曰神。"就像迈入众妙之门，首先是"耳不闻，目明"的直觉，然后是"心开而志先"的意会，① 继而得意忘言，显然"口弗能言"却能"俱视独见"，终而"慧然独悟""昭然独明，若风吹云"，即豁然顿悟。这就是中国医学乃至中国文化所推崇的"由意达悟"的传统认识过程与境界。

　　中医历来注重思辨，素有"医者意也"之说。从认识论角度观，意即臆，指远思、神会、达意的认识过程；从方法论角度观，则是指象征性思维方式（包括类比、喻示、联想等）。尽管其中包含类比推理，它仍主要是一种非逻辑途径的理解与直觉式的领悟，它主要通过直观的表象（"心有所忆"）去联想，暗喻言外或物外的意义。在中国文化史上，道家的道与名、儒家的意

---

① 志通意，《说文》："志：意也，从心之声"；《灵枢·本神》："意之所存谓之志。"

象说，都是由意而启悟的某种内心与外物、本质与现象的浑融统一。道家学说作为世界本原的道，就是一种"可道，非常道"，"可名，非常名"的境界，即只可意会，不可言喻的飘忽于虚实之间的玄冥之状；庄子亦很少运用逻辑论证或形式推理以获取某种固定的结论，而是运用多层形象的类比和寓意，去点拨生命与自然的真谛，去启喻某种真理的内涵。中医在思维方式上正继承了这一传统，着眼于特殊、具体的直观领悟中把握真理，即通过一种创造性的直觉去逼近、去把握某种由概念、言辞所不能传达的意蕴。因此，中医特别强调"上穷天纪，下极地理，远取诸物，近取诸身"的类比与联想，以拓广经验的利用领域。这种思维方式促进了每一位医家注重临床体验，在体验中将"意会"作为认识中介把某种富有弹性的理论（诸如阴阳、五行、运气等）与具体治疗实践沟通起来。

在这里，个体体验与理论支撑的因果位置是不确定的，有时是理论激发了意会，有时是意会引出对理论的启悟。对那些造诣精深的医家而言，更多的是根据体验与意会对理论进行某种甄别与选择。事实上，由于各位医家所处的时代与文化熏陶各异，临床经历与体验有殊，故而在意会的风格与内容方面也各具特色，这种多样性在历代医案、医话中表现得尤为充分。在这方天地里，医家的精神、自我意识远比沉湎于"子曰经言"式读经、注经的孤苦努力中自由。有时虽然也曾引叙几句经言，不过仅作为承启文思的引子。由此想到，如同中国文化史中儒道互补一样，中医经典及众多注解与医话、医案在学术格调与风格上亦表现出某种互补。因而，掩卷读经、注疏与展卷书案，随感而发的心绪是迥然不同的。一方面是述而不作，信而好古，一方面是文思无羁，意象万端；一方面是尊经太过，"我注六经"，一方面是信手拈来，"六经注我"。也许，正是这两者之间保持着一定的张力，才使得中国医学老迈与生机并存，既显得沉凝又充满活力。由此观之，研习中国医学，弘扬中医特色，读经与读案缺一不可。因为后者不仅只是一种医疗经验的撷取，更主要的是一种传统思维方式的训练，思维境界的培养与临摹。

近百年来，中西文化的碰撞与交流，改变了千百年沿袭下来的传统文化氛围，也带来思维方式的嬗变。"医者意也"的思维传统受到挑战，新一代接受过现代逻辑思维训练的中医学者，试图超越传统，以形式逻辑的认识法则取代"意会"，充当思维工具，以求得认知的必然性、客观性与精确性，逐步摒除或然性与模糊性。不过，应当指出，这种尝试将付出应有的代价，因为"意会"的思维方式与中医传统理论的弹性（模糊性、或然性）是默相契合的。意会要求概念范畴化，不作具体、严格的界定，以便保持广袤的思维转换空间，即只有保留"名，可名，非常名"的概念系统，才可能有"医者意也"的广阔天地。因此，中医概念系统的规范化的努力与由意达悟的传统思维方式与境界相悖，要将这项工作深入下去，除了需要大量艰苦细致的学术工作之外，还需权衡所付出的代价。

在中医"由意达悟"的认识过程中，意会不过是手段，启悟才是认识的目的。也是传统思维所追求的认识彼岸与境界。说到悟，大凡有一层神秘感，佛门言悟，的确是指某种内心对绝对真实的神秘体认，其实在中医思维领域里并无那种超然、神秘的色彩，而是一种思维境界的豁然开朗，一种认识的突发性飞跃，一次截断常理、富有创造性的深切理解。清代名医程国彭曾多次言及达悟之境，即"沉思力索，以造诣于精微之域，则心如明镜，笔发春花，于以拯救苍生，药无虚发，方必有功"①。他的学生吴体仁在注解中理解为："千古晦义，一旦昭然，而于对症用药之间，有画沙印泥之趣。"实则是一种由自然王国进入必然王国的临床境界。要达到这种境界，必"张之于意而思之于心"。意，作为一种创造性的直觉，是激发某种非概念、非逻辑、非言喻的启悟境界的必然先导。

　　总之，用意也罢，启悟也罢，都包含着传统文化的人文精神。这种精神不仅反映在中医之中，还反映在诗、文、书、画之中。故若求其神韵，还得兼备传统的人文训练，这对于当代中医学子来讲，实非一日之功。

---

① 程国彭. 医学心悟 [M]. 人民卫生出版社，1964.

医者意也

—— 中医学叙事与现象学境遇

　　中医现代化进程不是简单的革故鼎新，其痛点在批判性继承，难点在返本开新，融汇古今中西、传统与现代的有益价值，而不是割裂其联系，即在传统意识与现代方法之间容与徘徊，保持张力。当然，传统有术道之别。古为今用的是术，古慧今悟的是道。前者相对容易继承，后者则难以融会，白虎汤加阿司匹林的模式显得浅白，循证医学（医者数也，逻辑实证主义）加叙事医学（医者意也，现象学）的格局就显得更有厚度与境界。当然，将叙事医学思维等同于中医学的"象思维"也还有待于精细论证，但其哲学意涵（时间性、独特性、主客间性、因果偶然性、伦理性）确实与由意达悟的中医"象思维"有着相近、相交的认知范式。可贵的是丽塔·卡戎（Rita Charon）秉持"仅有证据是不够的，故事也是证据"的态度，[①]努力弥合循证医学与叙事医学的分歧，而非一味地强调两者的差异与价值冲撞。她致力于发展"循证—叙事医学"的努力，对于中医学的古今融汇也具有特别的启示。无疑，在中医现代化的进程中，学习借鉴循证医学的方法十分必要，而且，经过许多中青年学者的努力，中医在循

---

① Rishi K., Charon.R., etc. A local habitation and a name: how narrative evidence-based medicine transforms the translational research paradigm. *Journal Evaluation in Clinic Practice* [J]. 2008: 5 (14): pp. 732–741.

证医学方法的运用上已经相对娴熟，也积累了可观的成果，但如何在认知上"兑入"叙事医学的精髓，诸如"医者意也"的传统养料，更大程度上凸显中医学的本质属性，值得新一代中医去积极探索、尝试。

中医有医者"易"也、"艺"也、"意"也三种说法。第一重意思是医学的不确定性本质。第二重意思是医学的艺术性容涵。第三重的意思是什么？意象，意向，意度（臆测），是主客间性的映射，却偏于主观性，不被逻辑实证主义接纳。在纯粹客观性受到绝对推崇的技术时代，医者意也的认知范式常常受到质疑，甚至遭到批判。不过，拜伦·古德（Byron Good）认为这样的认知涉及个体性的病患表达，或者某种特定社会或亚文化，或者治疗传统的医学知识形态，将其归为"地方性医学文化"予以肯定。①

研读现象学经典不难发现，在胡塞尔那里意象性是意识运作的方式，这种意识是对某个对象的意识。胡塞尔现象学的第一个原则是：问题在于描述，而不在于解释和分析，以便重返事物本身②。这种描述心理学的方法、立场在丽塔·卡戎那里得到很好的贯彻。通过科学认知的关于世界的一切（包括病人的资讯），是根据我（医者）对世界的看法或体验才被我理解的，如果没有体验，科学符号就无任何意义。整个科学世界是在主观世界之上构建的，如果要准确地评价科学的意涵和意义，就应该首先唤起对世界的这种体验，科学只是这种体验的间接表达。在海德格尔看来，意象就是站到自己的外边去体验。后来在现象学基础上发展

① 拜伦·古德. 医学，理性与经验 [M]. 吕文江，等，译. 北京：北京大学出版社，2010.

② 倪梁康. 现象学及其效应：胡塞尔与当代德国哲学 [M]. 北京：生活·新知·生活三联书店，1994.

起来的存在主义哲学，更加直言昭示"实在不是存在"[①]。

　　叙事医学就是通过文学世界连接生活世界与科学世界。在生活世界里，健康、疾苦、死亡更多的是被想象建构的，而非感知所定义的；而且，医者的诊疗（源自观察与感知）带有强烈的设定性（生物学语境），患者的感知与想象是非设定性的。生物—心理—社会—灵性交叠，因此，更接近于本质现象。[②]不过，胡塞尔区分了感知与想象的特性，感知材料具有原初性、实在性、印象性、现实（当下）性，而想象材料则具有非原初性（观念投射或稀释）、存在性（个体差异），再造性（既往苦难的再现）、历时性（记忆空间加入）。[③]于是，逻辑学意义上的客观性与心理学、人类学意义上的主观性，临床真实与文学真实同时呈现，互见、互鉴，使得生命、疾苦、死亡的境遇与认知镜像更加丰满，生命认知的充盈度大大增加，胡塞尔视之为"本质现象学向先验现象学的过渡"[④]。

　　相对而言，中医学的"意"通常是指思辨方法，也是一种体验式认知路径，通过由意达悟通道的开启，容涵了人类学、美学的意境，追求物与神游。医者意也与叙事医学有着相同或相近的理论立场，主张重回临证现场，走进患者心灵，探索并理解个体的内心世界，最直接的渠道就是倾听其生活的故事以及对特定疾苦或健康事件的亲历、复述、再现与解读。也就是说，个

① 丽塔·卡戎. 叙事医学：尊重疾病的故事 [M]. 郭丽萍，等，译. 北京：北京大学医学出版社 2015.
② 梅洛·庞蒂. 知觉现象学 [M]. 姜志辉，译. 北京：商务印书馆，2001.
③ 胡塞尔. 纯粹现象学和现象学哲学的观念（第一卷）[M]. 倪梁康，译. 北京：商务印书馆，199.
④ 胡塞尔. 欧洲科学的危机与先验现象学 [M]. 李幼蒸，译. 北京：商务印书馆，1995.

体叙事为我们提供了洞悉其自我认同和个人性格的机会。不同的是叙事医学的研究常常引入"质的研究"（质性研究），可以视为"实证研究"的补充。

与循证医学寻找分析规律、聚焦"白天鹅"现象不同的是，叙事研究致力于"黑天鹅""灰犀牛"现象的存在意义与"境遇伦理"的差异性，意在昭示人类现实领域不存在绝对真理和唯一正确文本的解读。叙事方法主张融会多元性、相对性和主观性、主体化、自我观照，消解循证医学的一元性、绝对性、客观性、客体化、对象化。在融会贯通之前，还是应该剖析循证医学与叙事医学之间深刻的价值冲撞。其不可通约性表现在：客体与主体，观察（外在化，客观量化）与体验（内在化，感受描述），普遍性与个别性（特质性），必然性与偶在性（偶然性），身—心—社与身—心—灵等诸多方面。循证医学视觉优先，叙事医学听觉优先。倾听具有亲近性、参与性、交流性，我们总是被倾听到的所感染。相形之下，视觉具有间距性、疏离性，在空间上同呈现于眼前的事物相隔离。

丽塔·卡戎归纳的叙事医学原理被归纳为五个特征，或五个向度，分别为时间性、独特性、因果偶然性、主客间性、伦理性。对于"医者意也"的深入研究都有借鉴与延展的空间，其中主体性、主客间性的阐发尤其有利于"医者意也"的理解。在叙事医学看来，把握患者的独特性（主体性）是临床诊疗的关键，不同于实证医学的镜像，意在捕捉到生命体验的独特性、不可替代性、不可复制性、不可比较性。在循证医学意识主导的僵硬的临床实践中，患者成为流水线上的一个生命部件，没有任何个人的特征，其实也违背了循证医学的三大原则（充分的证据、充分的资源，对患者价值观的充分尊重）。恰恰是医学的可复制性和普遍性追求遮蔽了医生对于观察和描述中独特性与创造性的发现。叙事医学正是在普遍性的统计数据和资料之外，为医护人员预留了一片自由释析的空间，患者讲述着他那充满个人魅力的主体间性的真实以及高度个性化的疾苦体验。叙事医学的独特性与中国文化的"一花一世界，一病一乾坤"有类同之处，世界上没有相同的花，也没有相同的病。没有个别性，就没有主体性；没有共性，就没有科学。共性寓于个别性之中，知性寓于神秘之中。这一认知规律的把握恰恰与"医者意也"有异曲同工之妙。

　　叙事医学认为这个世界不是僵死的，而是互动的，每一个主体都是他者认知中的自我，他者诊疗行动中的自我，他者动态观察中的自我，反之亦然，而不是静止的、被剥离的纯然孤立的主体。主客间性，就是医患两个主体相遇中的对视——共情，疏离——误读，复述——复活。叙事的意义源自讲述者与聆听者之间的身心灵相遇。理解创造文本，误读也在创造文本。亲密-糟糕的医患关系都源自讲述者——聆听者之间的交集与冲撞。疾苦的解读千人千说，接受美学与传播美学都声称"一千个读者有一千个哈姆雷特"，"一千个诗人有一千个江南"。而医者意也，也追求实证与用意的张力，强调意在象外，意在言外。于是，中医的身体叙事有别于西方医学，有藏象（脏腑）、经络、膏肓、命门、三焦。中医的病因叙事也不能完全等同于西方医学，有痰、淤、六淫、七情。中医的临证叙事更加具有类型意义，如针灸实践（针感拿捏）叙事，还有医案、医话的生命叙事。更为可贵的是，中医不仅是药物的使用者，还是药物的采集者和种植者，加工者和炮制者。这个过程中的体验叙事，大大细化了临证遣方用药的感受，提升了药物疗效。也就是说中医本草的博物学历程十分丰富，既有自然主义、客观主义的采药、种药、制药、用药过程，使得本草知识技术化、体系化、序列化，也有心灵化、审美化的品药、悟药、咏药过程，使得药通神灵。加之千变万化的方剂学，因人制方，强调个性，反对普遍主义。目前，药物筛选着眼于成分的构成，而忽视药物学的博物志思维，不必放大博物学叙事与实验室思维（叙事）的冲突，但药引、药对、性味、归经的异象也应该纳入药物学研究的视野，博物学模式的研究纲领既是自然的、客观的，又是人文的、心灵的。英国学者皮克斯通（J. V. Pickstone）将医学探索为"博物学—分析—实验"三部分[①]。博物学记录多样性和变化，是分析科学的前提，分析是通过解剖细节来寻找秩序。随后的实验则是将已知的属性组合起来进行操控，寻找新属性。中国医药学所展现的医学模式属于发达的博物学路径，不应该被排除在中药研究的计划之外。

医学史学者廖育群把"医者意也"视为认识中医的钥匙，对此有着较为全面的文献归纳与语义研究。何者为意？一是主客交感，二是主客对话，三是主客彻悟。用"意"的过程揭示了哲学上的主客关系，即主客间性。这份体验最早见于《后汉书·郭玉传》："医之为言意也，腠理至微，随气用巧，针石之间，毫芒即乖，神存于心手之际，可得解而不可得言也"[②]（在心神、心手之间，至微，至乖，不可言说）。体验来自于针法琢磨，揭示有两路"意"途：原为针大药小，现为药大针小，针药并行。在针灸中兴时代，术中的"意"为针法中的加持之巧。郭玉有"腠理至微，随气用巧"之言，《内经·宝命全形论》中也有"如临深渊，手如握虎，神无营于众物"之感。唐朝以后，这份"意"转移到

---

① 约翰·V.皮克斯通.认识方式：一种新的科学、技术与医学史 [M].陈朝勇，译.上海：上海科技教育出版社，2008.

② 转引自廖育群.医者意也：认识中医 [M].桂林：广西师范大学出版社，2010.

药物疗法中，成为采药—种药—炼丹—临证用药—咏药过程中的自然联想，取类比象，暗合机巧。《太平圣惠方》曰："夫医者意也，疾生于内，药调于外，医明其理，药效如神，触类而生，参详变异，精微之道，用意消停。"脉诊是中医的独门功夫，自然要用"意"，将摸脉—辨脉—识脉—悟脉—通脉的流程融会贯通。谢肇淛有"夫医者意也……必博通物性，妙解脉理后以意行之"之言，喻博—约—意—通的脉学路径。研读医案（医话）也需用"意"，唯有这样才能悟精—悟变—悟妙—悟反—悟道。也有学者将"意"从具体诊疗技法中抽象出来，成为一种境界和魅力。朱震亨称："古人以神圣工巧言医，故曰医者意也。"《千金要方》称："能参合而行之者，可谓上工。"《千金翼方》称："若夫医道之为言，实惟意也，固以神存心手之际，意析毫芒之理当其情之所得，口不能言，数之所在，言不能喻。"①

在当下，对叙事医学主客间性的解读，不限于寻求对话、共情，反对绝对化思维，还应该拓展到唯物与唯心间性，膏与肓间性，健康与疾病间性（虚证），表与里间性（少阳病），虚与实间性，阴与阳间性，寒与热间性，直观与玄妙间性，理性与经验（感性）间性，理性与悟性间性，体与用间性，外在性与内在性间性，体育与药育、食育间性等诸多方面。

美国学者费侠莉在《繁盛之阴》一书中也有对"医者意也"认知逻辑的独到解读。费侠莉认定，"黄帝的身体"提供了别样的认知路径②，由此揭示了隐藏在"黄帝的身体"里的多重世界，它是被观察的"身体"，也是被"思辨"的身体，还是被"体悟"的身体。中医看病既有医疗思维，又有养生思维。既是现象的世

① 转引自廖育群.医者意也：认识中医[M].桂林：广西师范大学出版社，2010.
② 费侠莉.繁盛之阴[M].甄橙，等，译.南京：江苏人民出版社，2006.

界，也是体验的世界，还是臆度的世界。经络传感至今还是没有形态的功能，个体差异极大。因为"身体"不同，所以解释的向度与理解的径路就迥然有异。中医临证叙事对现代诊疗开启了艺术的别方，是多元文化语境中的"类型化"，不仅包括临床理论指向不同的心法、神方、奇药，还包括"内丹"养胎术，以及长生不老者的生育与妊娠的玄想，以同病异治、异病同治对冲标准化、方案化。针灸背后的经络传感现象标志着形态学基础的逃逸，以无药之针（刀）对冲有药之针，追求得气，而非得药，靠手法致效（补泻归经），旨在调动与激发内在的抗病机制，而非药物内容（成分）致效，属于外在的物化干预，犹如陶渊明演奏无弦琴。《晋书·陶潜传》载：其"性不解音，而蓄素琴一张，弦徽不具，每朋酒之会，则抚而和之，曰：'但识琴中趣，何劳弦上声'"。"素琴"者，无弦无徽之琴也。禅说："抚有弦琴易，无弦琴难。"李白有言："大音自成曲，但奏无弦琴"（《赠临洺县令皓弟》），"弹虽在指声在意，听不以耳而以心"，听琴的人用心灵去聆听，弹琴的人也用心灵去弹奏①。

　　在实证主义者的眼里，这类"医者意也"现象只能归于玄学。玄即曲观，而非直观，就是曲径通幽。推而广之，是反面敷粉，反弹琵琶，上病下治，下病上治，内病外治，外病内治，脏病腑治，腑病脏治，同病异治，异病同治。《道德经》称："玄而又玄，众妙之门。"在中国，"玄"是一种别样的世界观，也是一种人文主义的思维路径。玄—观，继而玄—妙，它不是绝对的主观姿态，是一种曲观（反面敷粉的迂回抵达，容与徘徊的亲密关系），相对于直观、客观，属于主—客体间性的认知，源自

① 转引自陈定家. 隐形手与无弦琴 [M]. 北京：中国社会科学出版社，2007.

"格物致知"（经验科学）的考察，又杂以"物与神游"（美学）的遐思。从古至今，中国人对玄观都很自信。如今，有了科学真理这把尺子，玄观成为真理的反动（反科学），若硬与科学套近乎，又被讥为"伪科学"。国人"玄圃积玉"的自信已荡然无存。玄妙的根本在入神、莫测。对于医学来说，不是反动，而是智慧的启迪。奥斯勒曾经把医学定义为"不确定性的科学与可能性的艺术"。时至今日，基因组学的显赫功勋也没有能彻底颠覆生命的偶然性与不可知性，纤毫立辨的现代影像技术也不过是对生命真相认知的逼近与拟真再现。莫测不是不可测，而是任何检测都无法穷尽生命的奥秘。现代临床诊疗对病患者情感、意志、灵性的漠视，恰恰源自对"入神"的遗忘。病入膏肓也是类似的隐喻：病藏于膏之上，肓之下，针药不及，神医不治。

　　总之，中医学"医者意也"包含着丰富的玄观、玄妙思维。它不是科学的医学、技术的医学的对立物，而是智慧的同盟军，玄观的成果可能是有潜力的前（潜）科学，一部分知识可以通过科学化加入科学的知识体系，一部分以特立独立的方式长期与科学思维伴行，成为孕育非线性创新的思想触媒和智慧温床。

本草正传

中药的文学叙事与博物学追求

现代人大概都是由李时珍的《本草纲目》知道"本草"这个词的，这本声名显赫的图书在世界科学史上也为中华文化争得一席之地，自然值得景仰，也更值得追问。

为什么将中药称为"本草"呢？

常识告诉我们，中药的成分很多，有植物（草本，藤本，乔木，灌木），有动物，有矿物，也有人工提取物、合成物，如丹砂、秋石，怎么唯独以"本草"来概括呢？这背后藏有什么奥妙和玄机呢？

以"本草"指代"中药"，通常的理解是因为草本药物占了中药的绝大多数，含有"以草为本"的意思。明朝的文人谢肇淛觉得另有原因，他以为是因为"神农尝百草以治病，故书以谓之本草"。最早的中药都是神农氏亲口尝出来的，还"一日遇七十毒"，先贤的这番辛苦和奉献当然应该被后人谨记，所以，应该以"本草"统称中药。大概这个观点容易被认同，因此，尽管司马迁的《史记》里并无"本草"的概念，《汉书》中却记载了公元前30年的汉成帝时代设置了一个"本草侍诏"的官职，主要职责是负责宫廷药物供给与咨询。

其实，深究起来，本草反映了中国人在医药认识上的一种特别的态度，主张人与自然交汇与交融，哲学家们喜欢称之为"自然主义"。说起来，这还不能叫"东方自然主义"，因为在远古时代，也有类似的思维和作品。譬如成书于公元前 40 年的《德麦特雷亚医学全书·第五卷（药物卷）》收集了地中海沿岸的 600 种植物药，后来，英国学者将它译成英文，书名干脆就叫《希腊本草》（*The Greek Herbal*）。

从这个观点出发，再来分析"本草"的词义就容易多了。本草的要害不在"草"，而在"本"。本是"根本"，医学不是主张"人为本"吗？"草"怎么也是"本"呢？在天地之间，自然万物是相互融通的。农耕社会出现之后，田垄里的稻黍果蔬成为供养的主食，山川的百草又为人们却病疗伤，人们的敬畏之心、感怀之心悄然而生。草木有情，草木有灵的观念十分流行，追溯历史上那些美丽的中药传说，几乎都是人与草木通声息的模式。

美丽的传说

最能体现这种主—客体之间"近距离"关系的是众多关于"人参的传说"，这些传说可能故事情节各有不同，但其主人公"人参"一定是大山里的精灵，通人性，知善恶，不管遇到多少困苦，它的终极使命就是拯救危难中的人们，最后舍身救人。同样美丽的故事情节还会出现在"灵芝的传说"（多是"一个美丽的仙女"的化身）"冬虫夏草的传说"（一个令人感动欲泣的孝子故事）等药物传奇之中。久而久之，它化作一种中国人特有的对于"绿色药物"的依恋情怀，尤其在我们这个"白色药物"泛滥的时代里，没有对原药的体察，没有"物我一体"的感动，没有故事，没有"物与神游"的美学体验，全凭一张印有化学方程式的说明书，我们就毫无保留地接受这些"来历不明"的"丸片"。相反，那些美丽的传说，那些上山采药的历险过程，炮制的讲究，那些丝丝入扣的组方、配伍的斟酌，那些关于药引、禁忌、煎煮的叮嘱都被归于"玄虚"和"伪科学"。

有一种观点，来自进化论学者，人们之所以抛去严谨的专业词汇，是因为在生物进化的坐标谱系中，动植物（多为有机成分构成）与我们人类的位置更近，至少比化学合成品更近。因此，以动植物为原胚的（绿色）药物对于人体功能的调节与干预更柔性；相反，化学合成（白色）药物的介入方式更生硬。或许，这种观点无法触动"科学主义"者坚强的神经，依旧以新旧、高下、优劣的二元逻辑来否定、批判"本草"之学，那也无伤大雅。"本草"不是无"本"之木，它的"慧根"，它的土壤在民间，在民俗，它的现代性正在被人文主义、生态主义的价值光芒所吸取。而现代药物学知识与技术向度上的合理性也在积极地探寻之中。

民俗中的本草

民俗（人类学、民族志）视野里的"本草"是十分精彩的，也不必担心"科学主义"者的"清剿"，因为这个世界上没有一个纯粹科学化的民俗遗产谱系，习俗无须证伪，只有沿袭和尊崇。

顺应四时的民俗节令多牵系本草的想象与应用，不仅是药物品性的有的放矢，而且是人类保健生活的抒情诗，充分了表达一个地域，一个族群对于身体与心志、健康与疾病、痛苦与拯救的张望。

正月：元日，用柏叶浸酒，饮之，人身轻。①《本草纲目》将"柏叶"列为"木部"之首，感叹其不畏霜雪，"得木之正气"。有还用"五木汤"洗澡的习惯。②古人认为五木煎汤以浴，可延年益寿。

二月里，桃花初绽。丁亥日，收花阴干，揉成碎末；戊子日，与桃花水一起服用，美容颜。想必《诗经》中的"桃之夭夭，灼灼其华"就是咏叹这一习俗。二月二，取鲜枸杞叶煎汤，晚上沐浴，使人皮肤光泽，不病不老。

三月三，荠菜煮鸡蛋，食之心地聪明。三月上巳日，采苦楝花（叶），铺放睡席之下，避蚤虱。

四月望日，宜饮桑葚酒。

五月五，端午日，门前插艾叶和菖蒲，辟邪气，防百虫。许多地方有佩戴香囊的习俗。"香囊"系以色彩艳丽的丝绸缝制而成，内盛雄黄、朱砂、藿香等药物，用以辟秽祛邪。

六月，饮乌梅汤，不渴。

九月九，重阳到，佩茱萸，饮菊花酒，避恶气，御初寒。

十月，采槐子，食之，去百病，长生通神。

十二月，除夕夜，制屠苏酒（取大黄、白术、桔梗、蜀椒、桂心、乌头、菝葜），制作新桃符。楚地还要用苍术、皂角、枫、芸诸香制作"避瘟丹"，以辟邪去湿，宣郁气，助阳德。

如今，传统的民俗节令已经有些被人遗忘了。直到有一天，邻国某地以"端午祭"系列活动申报"人类口头和非物质遗产代

---

① 坊间所言，此说出自崔寔《四民月令》。然该书已佚失，辑复本中有椒酒，无柏酒。宗懔著《荆楚岁时记》中有"正月一日……进椒柏酒，饮排汤"之说，按语中注明出自《四民月令》。《太平御览》二九也证实此说，但身轻的功效归于椒，而非柏，只言"柏是仙药"。

② 五木，亦称"五香"，即檀香、沉香、丁香、藿香、乳香。

表作"成功，我们才恍然彻悟：原来，这些没有多少科学标签的地方性、民族性传统习俗还能登堂大雅，增加国家、民族的文化寻根意识与认同感。

本草的命名学

民间化、农耕性带来本草的世俗化和艺术化，这一点十分鲜明地反映在药物的命名上。尽管中药的名称大多遵循动植物识别和用药规则，但人文色彩依旧很浓，可以引出无限的遐想和隐喻。

植物药多按药用部分命名，以根入药的如葛根、芦根、板蓝根；以叶入药的枇杷叶、淡竹叶、艾叶等；以花入药的如芫花、金银花等；以种子、种仁入药的如车前子、菟丝子、桃仁、杏仁等，以种皮、茎皮及根皮入药的如大腹皮、陈皮、桂皮等；以全草入药的如仙鹤草、车前草、金钱草等；以茎枝入药的如桑枝、桂枝、紫苏梗等；以藤、茎入药的如海风藤、鸡血藤等。

还可按药物形态命名，典型的有七叶一枝花、半边莲等。其他如人参形如人体，钩藤节上对生两个向下弯曲的钩，乌头形似乌鸦之头，金银花因一蒂二花、黄白相映而名。

也可按药物产地命名（地道药材）：如川乌、川芎、川贝等，杭白芍、杭菊花等。偶尔也强调药物的气味：如麝香、沉香、檀香、乳香等。

按性能命名的药物也不少：如调经的益母草，明目的决明子，治疗骨折的续断、骨碎补，舒筋通络的伸筋草，治风痛用的防风，乌须黑发的何首乌，益智安神的远志等。

按药物颜色：如白色的白芷、白及；紫色的紫草；红色的红花、鸡血藤；青色的青黛、青蒿；黄色的黄连、黄檗、黄芩等。

按采药季节命名的有仲夏成熟的半夏，冬季采挖的款冬花等。

按人名的有徐长卿、使君子、刘寄奴等。

本草的文人化

如此鲜活的命名体系，曾经给古代的文人骚客带来无限遐思：

南宋诗人辛弃疾的一首《定风波·静夜思》，通篇用中药药名缀连而成。其实，这是一首相思词，写一位多情的妇人思念远征沙场的丈夫。

唐代大诗人白居易的咏药诗作多达百首，为唐代咏药诗之冠。《采地黄者》是其中之一，他并非讲述地黄的功效，而是通过采挖地黄，述说采药人艰辛的生活。

麦死春不雨，禾损秋早霜。

岁晏无口食，田中采地黄。

采之将何用？持以易糇粮。

凌晨荷锄去，薄暮不盈筐。

携来朱门家，卖与白面郎。

与君啖肥马，可使照地光。

愿易马残粟，救此苦饥肠。

明代文学家、戏曲家冯梦龙也以药名相嵌写过一段"情书"：

你说我，负了心，无凭枳实，激得我蹬穿了地骨皮，愿对威灵仙发下盟誓。细辛将奴想，厚朴你自知，莫把我情书也当破故纸。

想人参最是离别恨，只为甘草口甜甜的哄到如今，黄连心苦苦嚅为伊耽闷，白芷儿写不尽离情字，嘱咐使君子，切莫做负恩人。你果是半夏当归也，我情愿对着天南星彻夜的等。

这段情书中共用了14个药名，其情思、情趣跃然纸上，反映出这位文学大师对医药知识的精通。

民间历代以中药名缀连拟就的对联、诗歌更是多不胜数。话本小说也来凑趣。《西游记》在第三十六回《心猿正处诸缘伏，劈破旁门见月明》中，就有一首唐三藏抒发情怀的诗。其诗曰：

自从益智登山盟，王不留行送出城。

路上相逢三棱子，途中催趱马兜铃。

寻坡转涧求荆芥，迈岭登山拜茯苓。

防己一身如竹沥，茴香何日拜朝廷？

这首诗选用了益智、王不留行、三棱子、马兜铃、荆芥、茯苓、防己、竹沥、茴香等九味中药。虽然药的功能与诗的内容无关。但这些药名却揭示了《西游记》的情节，颇值玩味。

曾几何时，本草的文人化构成其知识与观念深植民间的根蔓，即使像《本草纲目》这样的本草学、博物学巨著也是由当时的大文豪王世贞作序推介，读者多为文人骚客。《明史·李时珍传》中说"自是士大夫家有其书"。如今，本草的人文化空间对于正致力于"科学化"的现代中医来说，实在是一根"鸡肋"，传统文人的热情不再，现代文人的不屑一顾，科学主义的讨伐声又不绝于耳，直闹得人们心烦意乱，仿佛只有怀古一途，尚有丝丝温存。其实，本草文学化、审美化的现代性复归是一口甘泉，值得大大开掘，一则可以改进传统本草的传播力度，推动"公众理解中药"的脚步，二则发挥文学的"社会—心理—人文药理学"的功效。中国古代文人士大夫们正是通过对"本草"的人文化阅读和写作，敞开了那种经久不息的生命冲动和自然情怀。从某种意义上讲，李时珍不仅是一位痴迷本草研究的博物学家，也是一位努力追索"草之本"，弘扬自然之道的精神导师。

博物学精神

本草之本在于弘扬自然之道，《本草纲目》所倡导的博物学精神与方法是体验之途，实践之门。在清华大学吴国盛教授看来："博物学是人类最古老的科学，它是人类与外部世界打交道的最基本方式。"博物学是在人类与自然的直接交往和对话中产生的，它的内容既包括生活（职业）的手段，也包括生活（职业）的意义等。那么，本草是如何与自然对话的呢？

一是上山采药。当年神农氏就是一群不屈不挠的采药人的化身，他们风餐露宿，"一日遇七十毒"也不退却，终于尝遍百草，留下了最早的本草观察、体验记录。开启了观药识形、尝药知性的研究路径。

二是园圃种药。医家文人将野生药物移植到自家园圃之中，不仅驯化了一批野生药物，而且将种药与读书结合起来（耕读心情），完成了从观药、尝药到品药、格（物）药、悟药、咏药的文人化转寰与升华。将自然化与审美化、心灵化结合起来，迈向"物与神游"的境界。当然，也步入"玄虚"与"玄妙"共生的异域。

三是设坊制药。古代药师大多自己动手制药，摸索减毒增效的秘诀，临床用药的极限剂量，尤其是有毒药物的适宜剂量和组合禁忌，以及饮片的观感，真伪辨识，安全储存（防霉防蛀）技巧等。

四是支鼎炼丹。怀有求仙之心的药师、方士都有这种执着。他们身居乡野，忍受贫寒和寂寞，"支鼎炼丹"（最早的药物实验室）只是一种仪式，为的是与自然对话，与诸神对话。外丹术开启了化学药物合成研究的先河，内丹修炼带来神仙术（延年长寿、气功）的理论化和程式化。不过，他们的解释姿态、语码与现代药理学大异其趣。前者是物我一体的融浑，后者是对象化、客体化的分析；前者是意会的感悟，后者是化学结构的解读。

五是临证用药。古代医药不分家，药师临证，医师弄药，"用药取效""格药知效"是构成古代经验药学的主要途径。如果说药物的毒性是神农尝出来的，那么药物的效用则是医师、药师们千百年的临床探索出来的。名家医案里充满了精彩的"药论"，诉说自己用药过程中的细微体验，他们对于"煎药料理"十分讲究，不亚于"茶道"，这种艺术化的仪式感（其实也是心理治疗的一部分）是现代用药所不能类比的。譬如要选何种药引子，文火武火，某味药先下，某味药另包调服，某时刻去上沫（药汤上的白沫），是否需要"啜热粥"以助药力，还有严格的食物禁忌与食疗配合。名家"药论"还不时修正传统理论归纳的偏差，譬如性味归经的谬误，记录药物的新奇用法和意外疗效。

本草的博物学历程是十分丰富的，其中既有自然主义、客观主义的采药、种药、制药、用药过程，使得本草知识技术化、体系化、序列化，也有心灵化、审美化、玄学化的格药、品药、悟药、咏药过程，使得药通神灵。对于这些另类的东西，我们不必急于按照现代药物研究的模式判定优劣，而是应该深入进去琢磨一番，寻找具有开启新知的"类型意义"。

"药引子"：艺术的别径

有一位美国历史学教授夏洛特·弗斯（Charlotte Furth），潜心研究中医，取了一个中国名字，叫费侠莉。她早年在南加州大学研究中国的新文化运动，以及新文化运动席卷之下传统文化的命运。她写过一本关于中医女医主题的书，叫《繁盛之阴》。她秉承李约瑟之后海外研究中国医学的"内在论"策略——从中国本土文化的概念框架及其叙述者的文化假设，来解释中国医学的特质。首先，她发现了一个理解、解读中国医学奥妙的大前提——不同凡响的"躯体模型"与"认知模型"，她定义为"黄帝的身体"（中国人独特的主、客观融合的躯体理解），这个以中华医学的始祖轩辕黄帝命名的"身体"，显然不是"希波克拉底的身体"（古希腊医学），也不是"盖仑的身体"（古罗马医学）。不同文化境遇中的"身体"，解释的向度与理解的径路就迥然有异。隐藏在"黄帝的身体"里的"思维密码"，既有医疗思维，又有本草思维。既是现象的世界，也是体验的世界，还是臆度的世界。

譬如，在黄帝的传人那里，认为"本草"有寒、热、温、凉、平五气，有辛、甘、酸、苦、咸五种不同的滋味。每个药物的治疗作用，对脏腑经络有明显的选择性，所谓归经就是药物发挥治疗作用的具体部位，治某经或某几经的病，归是作用的归属，经是脏腑经络的统称。掌握归经，有助于提高用药的准确性。但运用归经理论，必须考虑到脏腑经络间的关系。由于脏腑经络在生理上相互关联，在病理上相互影响，因此，在临床用药时往往不单纯使用某一经的药物（勿将中医脏腑经络定位与现代医学的解剖部位混为一谈）。再者，归经所依据的是用药后的机体效应所在，而不是指药物成分在体内的分布。

归经理论只是概括药物性能的一个方面，临床应用时，还必须与四气五味、升降浮沉学说结合起来，才能做到全面准确的应用。如同归肺经的药物，由于有四气的不同，其治疗作用也迥异。如紫苏性温，可散肺经风寒；薄荷性凉，可散肺经风热；干姜性热，可温肺化饮；黄芩性寒，常常用于清肺泻火。同归肺经的药物，由于五味的不同，作用亦不同。如乌梅味酸收敛，可敛肺止咳；麻黄味辛发散，可宣肺平喘；党参味甘，可补肺益气；陈皮味苦性燥，可化燥湿痰；蛤蚧味咸，可补肾定喘。同归肺经的药物，因其升降浮沉之性不同，作用迥异。如桔梗、麻黄药性升浮，故能开宣肺气、止咳平喘；杏仁、苏子药性降沉，故能泻肺止咳平喘。真是玄机四布，妙趣无穷。

对于公众来说，以上这些学理自洽的本草知识有些高深莫测，与他们的生活最为切近，也最受讥讽的要数"药引子"臆说了。几乎是作为习俗，医家历来讲究"药引"，也都是居家常见之物。在江南，取芦根三四枝，桑叶几片；在华北，取红枣几枚，绿豆一把。医家病家都相信有了药引子，就可以让药力引导至病所，药效得以最大的发挥。历代笔记小品中常有这样的记载：某病家沉疴难起，群医试药无效，某名医巧加一味药引（如清代名医叶天士加"梧桐叶"，以喻"轻可去实"），奇效突显，起死回生。

近代名医冉雪峰就曾经妙用野山参烧成灰做药引子，力克名流"顽疾"。缘由是当时冉雪峰开出的都是些便宜的中草药，那些富人吃惯了名贵药品，一定不会相信廉价的中草药能治病。于是，冉雪峰想出这个"怪"点子。既要加贵药以安其心，又要对症以治疗其病，只不过是把野山参的用法改变了一下而已。中医治病，有正治、从治、隔治、反治之分。炮炙法中有"烧存性"的讲究，为的是去掉不必要的药性。冉雪峰用野山参烧成灰只要存名，不需存性，主要针对贵人不信贱药的心理，真正起作用的反倒是那些便宜的中草药。

然而，这份千年沿袭的美好臆想在当代被一位思想文化旗手所击破，那就是鲁迅先生。他在散文《父亲的病》中述说早年曾经虔诚地遵照名医的嘱咐，去找什么"经霜三年的甘蔗""原配的蟋蟀"，最后，父亲还是死了。因此，鲁迅质疑这是一种不可原谅的欺骗与谋杀。其实，天底下的医生都无法承诺能治好所有的病人。鲁迅的本意是应该倡导新的医道，"可医的应该给他医，不可医的应该给他死得没有痛苦"，不可以稀奇药引为名再去折腾病家。

费侠莉还提出一个传统中医（包括本草学）在科学时代里应对"边缘化"的策略，那就是定位于"艺术的别方"。本草之学，本草之术不必去争什么庙堂之尊，还是坚守民间，面向自然，走自己的路。一旦历史的钟摆回到崇尚绿色药物的轨道上，本草的芳华一定会更加绚烂。

走不出的"中国式套箱"

—— 李时珍的药学世界与理念世界

　　中国人很忌讳责备祖宗，但平心而论，15 世纪以降的中国科技史舞台上的确未能像欧洲大陆那样高潮迭起，风云际会。这一时期（15 世纪到鸦片战争）产生的具有世界影响的科学与技术巨匠屈指可数，其中，李时珍无疑是最值得称道的一位。由于他满足了国人对科技英雄的历史期待，因此，他的名字早已超出科学史的范畴，成为一位公众化的历史人物。不过，你也说时珍，我也说时珍，许多研究者更热衷于标签式的赞颂，而不是富有思想力度的开掘。尤其是从多维文化视野中揭示李时珍人格、学风特质的匠心之作并不多见。因此，我们需要以一种冷峻且超然的史学眼光对李时珍的药学世界与理念世界及其文化底蕴做一些有益的开掘与探索。

　　西方科学史家曾用一个形象的比喻来描述中国科技史的演进，称之为"中国式套箱"（Chinese Box）。就像魔术师表演时用的道具，一种体积逐渐增大的箱子依次套在一起，其意在说明中国科技史的进化规律多表现为一种归并式积累（gather），而不是革命性转型（transform）。综观中国药学史的发展进程，可以说，其文献脉络是"套箱"学说的典型例证。

　　《神农本草经》（秦汉年间）载药 365 种；

　　《本草经集注》（南朝梁·陶弘景）载药 730 种；

《新修本草》（唐代·苏敬等，675 年）载药 850 种；

《开宝本草》（宋代·李昉等，973 年）载药 984 种；

《嘉祐本草》（宋代·掌禹锡等，1061 年）载药 1083 种；

《证类本草》（宋代·唐慎微等，1098 年）载药 1748 种；

《本草纲目》（明代·李时珍，1578 年）载药 1892 种，图 1109 幅，方 11096 个。

很显然，中国药物学的发展并不是单线续传形式，这一线索只是中国药物学发展的主流脉络。不过，由上述药物学演进链可知，李时珍倍受宠誉而声名显赫，很大一部分原因是他的扛鼎之作《本草纲目》曾雄踞中国古代药学史的巅峰，成为套箱的最外层。同时，这一滚雪球式的归并递进也提示我们，李时珍的成就更多地表现为对历史文献及资料的某种创造性整合。对此，《四库全书·总目》这样评述：“《本草纲目》五十二卷……是编取神农以下诸家本草荟萃成书，复者芟之，缺者补之，伪者纠之。”其实，这一认识也是作者家人及本人的自我评价。李时珍之子李建元在给朝廷的《进〈本草纲目〉疏》中称该书作者“考古证今，奋发编摩，苦志辨疑订误”。顾景星《李时珍传》中特别赞颂他“搜罗百氏，采访四方”[1]，说明在“读万卷书”之外，还有“行万里路”之功。只是后者显得很有限。《本草纲目》的大部分篇幅还是文献转述，这是因为李时珍生活的那个时代，沉滞的传统学风造就了一种注重因袭的学术氛围，培养了一种从文献到文献的历史性自我比较的思维惯性。同时，私家修书也限制了李时珍的运作空间，无力完全面对大自然去“格物致知”。李时珍能够重视现场观察已是对传统学风的有限调整，从

---

[1] 见清·顾景星《白茅堂集》第三十八卷。

而构成他人文精神的另一面，即对科学观察方法的重视与身体力行。

　　应该说，李时珍是幸运的，在《本草纲目》成书前的 400 年间，中国药物学领域中未产生过划时代的厚重之作。即使是 400 年前的《证类本草》（被李时珍定为主要参考书）内容也显得过分拘谨。该书作者唐慎微是一位蜀中名医，其人才学颇丰而胆识不足，他恪守"述而不作，信而好古"的遗训，只着力于文献资料的辑录，很少掺入个人的经验和见解，因而该书的价值更多地表现在文献方面，被后人奉为宋代及其以前本草学资料的渊薮。全书 1748 种药物仅有 7 种为唐慎微所增，对药物分类的改进也只是小打小闹，将原来的"禽兽"分为"人""兽""禽"三部。而在《证类本草》以前，本草专著多为官修，尽管规模大，背景硬，但主事者多为朝中阁僚或太医院医官，真正精通医理药性的民间大师终因社会地位低下，而难以介乎其中。因为在官本位的时代，奉敕修书是一种光耀九族的荣誉，而不只是一种职业需要，由谁领衔，全赖君王偏宠，因而，常常导致乱点鸳鸯谱。譬如《嘉祐本草》的编修主持掌禹锡本是一位地理学家，其姊妹篇《本草图经》的编修者苏颂则是一位天文学家。与职业药学家相比，他们在药物方面的素养与积累毕竟难以相匹。因而只能从文献学及编修形式上追求完美、浩大，对临床应用的关注就显得不足。所以，这批本草著作虽然篇幅浩繁，但大多不实用。到了金元时期，大批临床医师及药师参与编纂本草专著，由此编纂之风为之一变。他们十分注重实用价值，而且追求与宋代以来辨证论治倡行的中医思辨体系与理论相衔接，他们较少从动植物自然属性上对药物原基做实证记述与分析，而是致力于将临床用药经验结合医经（主要是《黄帝内经》）原旨作意会式发挥。努力发展思辨性的药性、药理学说。因此，这一时期有影响的本草专著大多不是鸿篇巨制，而是以阴阳、五行、气化、运气、术数、法象等思辨理论演绎而成的专题著述，实用理性的味道颇浓。书中的许多结论并不是源于观察、比较等实证研究，而是导源于某种由意达悟的玄思。与唐宋时期的本草著作比较，这些作品虽然精致、玄妙，但缺乏那种朴实、自然的风格与大处着墨、笔贯古今的体系建构，显得小家子气。作为饱学之士的李时珍深深体察到这两种不同的格局与风格，他曾遍读历代本草专著，既洞悉唐宋神韵，又彻悟金元妙谛，努力追求兼收并蓄。因此，《本草纲目》的编纂中融合了汉代以后不同时期、风格、流派本草文献的津梁要旨，这也反映了李时珍博达的学术心态。

从宏观上看，李时珍对历代本草学精粹的整合包括两个方面：一是药性理论，二是药物知识。有关药性理论的综论主要见于《本草纲目》序例篇中。序例在全书中相当于总论。其卷一"历代诸家本草"以历代有影响的本草著作为线索勾勒了中国本草在明代以前发展的大致轮廓；卷二的大量篇幅用于介绍药性理论，搜罗了《神农本草经》至明代诸家本草中论及药性的文章与段落，相当一部分内容是原本照录，部分内容做了一些归纳评述，注释发挥。这些内容至今仍是传统中药学的核心理论。如"气味阴阳""五味宜忌""五味偏胜""标本阴阳""升降浮沉""相须相侠相畏相恶诸药""妊娠禁忌""饮食禁忌"等。可见，李时珍的归纳颇具权威性。除此之外，李时珍受金元学风的影响，比较重视临床药学这一命题，对此花费了不少笔墨，其内容包括临床各科的用药与组方原则，大多取材于金元时期诸医学家的论著，多属个性化的用药心得及理论阐发。如"五运六淫用药式""六腑五脏用药气味补泻""脏腑虚实标本用药式""李

东垣随证用药凡例""张子和汗吐下三法"等内容。卷三卷四为
"百病主治药"，主要是沿袭宋以前本草著作"诸病通用药"的旧
例，以病原为纲罗列了一大串主治药物，供临床组方参考。值得
称道的是李时珍于编订上致力更勤，因而搜罗更广，编排、分
类、逻辑布局上更精当一些，但谈不上太多的发明。通观序例篇
的四卷，应该说李时珍的思维脉络是博杂失序的，虽然搜罗甚
广，述而有作，但没有像药物各论那样析族区类，对本草历史文
献进行精心的理性梳顺，从而给予传统中药理论以一个更合理、
更完备的逻辑体系。这不只是谋篇布局体例形式上的疏误，也反
映了当时本草研究中科学归纳及理性探索精神的先天不足。

　　李时珍对历代本草文献兼收并蓄并在此基础上倾注满腔才
识，《本草纲目》最精彩的部分是药物学各论。如果说在药性理
论方面李时珍偏倚金元玄思、灵妙诸说，那么在药物学方面李时
珍则颇为崇尚宋以前那种自然、质朴的著述风格与恢宏建构。仅
从《本草纲目》汇录的药物来源分类上即可证明这一点（大多取
材于宋以前的本草著作）。据李时珍本人统计，取《神农本草经》
347 种、陶弘景《名医别录》307 种、苏恭《唐本草》（即《新修
本草》）111 种、陈藏器《本草拾遗》368 种、刘翰、马志《开宝
本草》111 种、掌禹锡《嘉祐本草》78 种、苏颂《图经本草》74
种……旧本 1518 种，新增 374 种，共计 1892 种。药品数量的
增加，自然面临分类问题。若完全依循旧例，倒也省心。但李
时珍在对旧本草的分析与检讨之中，发现前人的分类太随意、失
当，许多类目当析而混，或当并而析，从而不能明辨其种类，造
成"大小同条""水火混注"的混乱局面。李时珍决定从分类入
手，对旧的本草学体系进行一些调整和改造、扩充。以期"剪繁
去复，绳谬补遗"。他通过"类析旧本"及实物考辨将全书药物

分为十六部，五十二卷。并做了如下说明：

> 旧本玉石水土混同，诸虾鳞介不别，或虫入木部，或木入草部，今各列为部，首以水火，次之以土，水火为万物之先，土为万物之母也；次之以金石，从土也，次之以草谷菜果木，从微至巨也，次之以服器，从草木也，次之以虫鳞介禽兽，终之以人，从贱至贵也。

透过李的这段阐述不难揣度他的分类思想主要为三个侧面，即顺以万物生化先后，从微至巨，从贱至贵，这些观点体现了朴素的进化论思想。但不能据此拔高李时珍的认识境界，将之与后来达尔文的科学进化论相提并论，这是不恰当的。客观地看，李时珍所体察并贯穿于分类实践之中的进化观念还只是一种感性自发，不能视为某种理性自觉。因此，表述上也比较粗糙、模糊，其认识起始点仍是具有自然哲学意义的五行学说。可贵的是李没有恪守"木→火→土→金→水"的相生次序，而易之以更符合自然发生学规律的"水→火→土→金→木"。尽管这一变更未脱五行框架，但在贴近自然方面无疑是对传统观念的超越。"从微至巨"意在揭示植物分类时由草本到木本，从灌木到乔木的递进规律（谷菜可归于草本类，果品则大多应归于木本类）。由于中药品目大多是植物，李时珍于此致力最勤，着墨最多，其认识及记述也比较客观，且多有发明。至于"从贱到贵"观点旨在揭示低级动物到高级动物的进化规律，并以此来指导动物类药物的分类。但使用"贵贱"这类概念作为认识符号反映李时珍在观念上有着明显的泛伦理倾向。值得庆幸的是，一进入药物的二级分类，李时珍即完全以一种客观、质朴的态度来运作，大部分概念都源于写实的观察与悉心的比较。如：

植物

草部：山草、芳草、隰草、毒草、蔓草、水草、石草、苔、杂草等

谷部：麻、麦、稻、稷、粟、菽豆、造酿

菜部：荤辛、柔滑、菜、水菜、芒柤（栭）

果部：五果、山果、夷果、味、蓏、水果

木部：香木、乔木、灌木、寓木、苞木、杂木

动物

虫部：卵生、化生、湿生

鳞部：龙蛇、鱼、无鳞鱼

介部：鱼鳖、蚌蛤

禽部：水禽、原禽、林禽、山禽

兽部：畜、兽、鼠、寓、怪

以上这些二级分类纲目已经比较接近现代动、植物学的若干认识，只是分类量纲不尽一致，逻辑划分不甚严密，因而造成某些分类上的交叉与窜乱，内容上也不完全依据动植物的自然属性（如植物的花、果实、叶片特征，动物的繁殖方式，食性特征）。这也难怪，在李时珍的那个时代，动、植物的解剖资料都很有限，而且也缺乏还原式分析的研究传统。再说《本草纲目》本不是一部专门的生物学和生物分类学著作，因此，若将它置于世界近代科技史的大场景中去分析比较，应该承认：《本草纲目》中所反映的生物学及生物分类学水准尚难以与林奈（Carl von Linné）相比肩。因为李时珍的成就只是一种天才的悟性和自发的运用，缺乏足够条理和详明的科学阐述；而林奈的成绩则是一种理性的创意，它源于扎实的分析性研究，并运用一整套科学概念作为表述工具，并借此对于他的认识成果在理论上做了系统的归纳和阐

释。当然，李时珍的科学活动要比林奈早约 150 年，而且在生物分类学的许多方面，李时珍的认识已接近于林奈的分类思想和方法，但作为这一领域的坐标式人物仍然只能是林奈。不过我们可以对历史做这样的假设，倘若在李时珍之后，中国的生物学家或药物学家能在李时珍分类思想的基础上做进一步的探索，并加以系统的表述与阐发，那么，世界近代科技史中有关生物分类的章节将可能被改写，但这种假设终究未能成为事实。

除了在生物分类上的建树之外，李时珍倍受医家推崇的成绩是归纳了系统完备的药物阐释体例。每味药品分别依据"释名、集解、修治、气味、主治、附方"等子目进行编排分述，与金元时期及明初流行的随笔式写作风格比较，这一体例显得严谨、有条理、科学、质朴。当然，编纂难度也大大增加。至今这一体例仍为一些大型中药学辞书所沿袭，作为一种编写规范。

在药物学内容方面，李时珍有许多发明，尤其表现在药性药效认识方面。李时珍认为药性可以通过炮制、配伍等办法人为地予以改造，并注意到人的禀赋各有所偏，因而药效反应各不相同。他还指出了前人所论述的药性理论中有许多言过其实的夸耀，提出在临床上判断药性不能以消除某一症状作为定性的唯一标准，还应该考虑到症状得以消除的内在机制，结合整体效应来评价药性。尤为可贵的是在《本草纲目》中作者补入了大量实地考察或亲历的药物、药效经验，并记载了个别在人体或小动物身上所进行的简单药理实验，体现了较为鲜明的先驱意识和求实精神。

概而观之，李时珍的药学世界是鸿博的，而且还是相当精致的，一部《本草纲目》领得数代风流。它不仅收药众多，分类合理，而且内容翔实、编排恰当，既有资料，又有见解。所以，不但在明清两代被奉为"性理之精微，格物之通典，帝王之秘录，臣民之重宝"①，至今仍为研究传统中药理论和药物的主要典籍。不过，李时珍的努力并没有真正改变传统中药学的"套箱"格局，而只是在传统的范式之中迈上一种新的完备。今天，这种完备已成为历史的辉煌。但是，倘若长期迷恋这种辉煌，而不能走出"套箱"，创造新的辉煌，我们这一代将永远承受难以辩驳的历史责难。

倘若我们不是以纯技术史的眼光，而是以思想史乃至文化史的眼光去对李时珍这位在中国历史上显赫的科学巨匠做全新的考察，我们一定会感到认识境界蓦然开阔。诚然，要探索李时珍的理念世界，分析他的意识、观念、学风、文化心态、家世及性格，自然要比认识他的药学世界困难得多。一方面是可供参考的生平资料不足。这也难怪，历史上许多大科学家都不曾对自己的思想框架与渊源做过主观的梳理与记述，加之私家档案保存流传不易等种种原因，给后人留下一串串待解之谜。另一方面则是传统史学观念对医学史学术研究，尤其是中国医学史的束缚。一些人在医学史研究中倾注太多的民族感情，因而医学史被狭隘地理解为医学成就史，以致将它视为爱国主义教育的教材，这就大大限制了医学史学术研究的运作空间、认识丰度与深度，使之流入浅薄和庸俗。所以，在当前中国医学史研究中，文化视野的拓广和史学批判精神的重建显得尤为重要。

批评生活对史家是十分重要的，其实，对医家、药物学家也是很重要的。说来有趣，李时珍堪称一位富有棱角与个性的历史观察者。虽然他不专事历史研究，只是在梳理中国药学史的发

---

① 王世贞为《本草纲目》所写的序。

展线索时偶尔展露出他不凡的史学见识。面对历史的峰峦，李时珍显得大度从容，大有君临四海的伟岸气势。说古论今，不仅胸有定见，而且文风也相当泼辣潇洒。他笔下的"历代诸家本草"（《本草纲目》卷一）好似一部中国药学批评史纲要，雄才韬笔，意气灼人。如评说陈藏器的《本草拾遗》时这样写道："博及群书，精核物类，订绳谬误，搜罗幽隐。"而评及陈士良的《食性本草》则称之"书凡十卷，总集旧说，无甚新意"。直言褒贬，毫无顾忌，而且褒得中肯，贬得痛快。就是对宋代官修的《嘉祐补注本草》，李时珍也毫不客气，评之为"其书虽有校修，无大发明"。总体说来，李时珍的评说并不偏执一端，而是力求公允客观，如评及苏颂的《图经本草》：虽"考证详明，颇有发挥，但图与说异，两不相应"；对张元素的《洁古珍珠囊》则称为"大扬医理，灵素之下一人而已"，但"止论百品，未及遍评"。李时珍的犀利之笔不只专评古人，就是对于他同时代的作品也毫不矫饰，如评说明代名噪一时的大医学家汪机所编的《本草会编》时指出："其书撮约似乎简便，而混同①反难检阅，冠之以荠，识陋可知，掩去诸家（指并诸家序例共 20 卷），更觉零碎。臆度疑似，殊无实见，仅有数条，自得可取尔"。批评明代王伦的《本草集要》"别无增益，斤斤泥古者也"。当然，李时珍的评点虽然畅快，但并非句句真知灼见，如《本草会编》将菜谷合于草部，果品合于木部，从植物分类角度看更合理些，杂糅诸家药性理论于一体应该说较"注不破经，疏不破注"的传统著述形式更高明。就是被责之为"斤斤泥古"的《本草集要》，实际上亦有许多合理的成分后来被《本草纲目》所汲取。如将"无知之物"

---

① 指将菜谷汇入草部，果品汇入木部。

（金、石、草、木）排于前，"有知之物"（虫、鳞、禽、兽）列于后，终之于人的分类观点（与生物进化链十分合拍），以及附方以病名为题，而不是以人名、书名为题等。看来，李时珍在本草学术上表现出外方内圆的特征。

诚然，在李时珍身上，时时透出这种外方内圆或亦方亦圆的文化心理特质。他的超群与可贵之处就在于这种"方"与"圆"的统一。"方"常常表现为一种穿云破雾的凌空之识与"会当凌绝顶"的学术气势，由此派生出大胆怀疑、批判，勇于探索、创新，注重观察、实证的先驱意识与科学精神；而"圆"则构成一种低回悠长的自我修炼，以陶冶一种博大、兼容、思辨的人文精神。从这个意义上看，现代人要理解李时珍，完全不必拘泥于他的个别成就（尽管它们非常重要），而应该从他的心灵追求中概括出某种文化意义去咀嚼、品味。

《本草纲目》的编纂对于一位乡居的民间医师来说无疑是一项浩大的工程。究竟是一种什么力量支撑着这位癯然之躯的"荆楚鄙人"以毕生精力奉献于斯呢？而且这部约200万字的巨著"虽命医书，实该物理"。其内容远远超出了一位临床医师所关注与实用的范畴。如此雄心韬笔，仅仅只是"家学渊源""幼多羸疾"而"奋志编摩"或"苦志辨疑订误"诸说，似乎都不足以解释李时珍十年不倦去顽强拼搏的动机。那么，深层次的文化动因又是什么呢？

首先，地域文化的熏陶无疑是最切近的根由之一。古蕲州为荆楚旧地，世风民俗中积淀着浓郁的楚文化特质与风格。楚魂的文化象征是充满哲学智慧和浪漫情调的老庄与浸透忧患意识与执着情感的屈原。他们的思想风采与文化精神感召着楚地的莘莘学子乃至乡民村夫，成为他们人生与事业的理性支撑。很显然，楚魂的文化神韵也深深滋润和影响着李时珍。不是吗？倘若理念世界里没有那种"判天地之美、析万物之理"（《庄子·天下》）的雄浑轩昂气度，又怎么会有《本草纲目》挥洒古今的恢宏建构与浩博搜罗？其人格追求中若没有强烈的楚骚意识，又何来刚健灼人的批评勇气与炽烈顽强的创造冲动？地域文化的特质犹如一条看不见的脐带缠绕着李时珍，其中也包括今天被视为负面的影响，譬如《本草纲目》中搜罗并记述了不少被后人斥之"信鬼好祠"的楚地民俗。要知道，李时珍的脉管里毕竟流淌着楚地先民们的血。

其次，李时珍的人生遭际与价值选择也是必须重视的因素。李时珍出生在一个民间医生家庭。但他的父亲李月池老人并不希望他子承父业——做一名在当时社会地位不高的民间医生。

然而，科举之路对李时珍来说并不顺达，虽然他 14 岁就考取秀才，但后来的 9 年间，三次参加乡试都名落孙山。这一现实颇令李家父子懊丧，也可能是出于无奈，也可能是为了生计，李时珍痛苦地放弃了仕途进取的努力，转而继承父业。历史像是在抛骰子，决定着某个人或某个学科的命运。李时珍在功名仕途上的失意对中国药学史来说无疑是值得庆幸的好事，若不然，或许茫茫宦海之中多了一位蹩脚的官僚，但中国药学史乃至科技史将失去一位巨人。不过，在告别仕途的头十年里，李时珍并未专注于医学，而是"博学无所不窥"。看来，李时珍由儒到医的心灵转型是渐进式的，或许是艰难的。但正是这种没有功利负荷的泛览和积累使得李时珍才学日丰，识见渐宽，为后来的《本草纲目》的编纂在学识方面做了良好的学养准备，一旦专注于医药，其不凡的文化视野与思维境界立刻显示出优势，因而其发展后劲远远强于"宦海之余，留意医学"的士大夫及"秉承家学，始终顺旧"的一般民间医生。从这个意义上看，这一时期（23—33岁）的积累对李时珍一生的成就来说是至关重要的。不仅促使他在学识上成熟，也帮助他寻求到人生的真谛，由孜孜于世俗功利转而追求永恒的生命价值。这种价值选择上的超越其后衍化成"立言"以求不朽的创作冲动。

十年的苦读生涯也沟通了传统文化与传统医学之间的关系，从而使李时珍对医学的职业选择有了新的理解和体悟，并由此执着与钟情于医药的研究。中国医学在常人眼里是一门实用技术，但熟知中国传统文化的学者看来，它是一门充满东方智慧，贯穿中国哲学精神并印证实践理性的思辨艺术。它不仅是一株博大知识之树，同时也是一株多彩的生命之树。尤其是渗透道家学说的传统中医理论，十分重视生命的体验，讲究顺应自然的节奏和法则，寻求心灵的解脱。它既需要理性的有序、演绎，述理的客观、崇实，也需要感性的空灵、顿悟，抒意的思辨、冥玄。李时珍以丰厚的学识功底游心其间，可谓灵犀一点，彩凤双飞。他对中国医学的二元理解在《本草纲目》的整体风格乃至取材行文上都有体现，其实质是一种前科学精神与人文精神的交融。一端是实证的观察、实验，大胆求异，自由探索；一端是天人共感、诗化传统、人伦泛化；一端是以自然、物性、规律探索为目的的知识意向，一端是以人生、人伦、民俗为认识手段的价值取向。所以，《本草纲目》的文化背景与认识脉络是复杂的，要深究其文化底蕴与认知风格，尚需花大力气。

十年磨砺之后，李时珍开始应诊，不久便声名鹊起。由于治愈了荆王、楚王公子的疑难病症，他被派去掌管良医所，后来还被推荐到皇家医疗中心的太医院工作。这对于一位民间医师来说，可以说是荣幸之至了。但此时李时珍却表现得异常的散淡，他完全无心于半官半医的皇家医疗机构中的消磨。先是留心其馆藏医药典籍，一年后就托病辞归，着手《本草纲目》的编纂。如果说十几年前李时珍告别科场尚有些留恋的话，那么此次告退则十分轻松、决断。很显然，李时珍的"隐"不是消极意义上的"退"，而是彻底斩断世俗功利的诱惑，去实现胸中的宏图大业。

作为中国传统药学的集大成者，李时珍具有广阔的文化视野。据王世贞所言："渔猎群书，搜罗百氏，凡子史经传、声韵、农圃、医卜、星相、乐府诸家，稍有得处，辄著数言"，"岁历三十稔，书考八百余家"。在这 800 余种文献中，核心文献是《神农本草经》以降的四十余种本草专著，其次是"古今医学书目"，计 277 家（其中以方剂类最庞杂）。有趣的是非医药类的"古今经史百家书目"数目最多，共 440 家，其内容的确十分杂驳。但作为载道文字的"经"并不多，"史"也多为野史、杂钞，其余均为笔记、小品、博物志、地方志及岁时记等。一部药学专著何以要涉猎如此广泛的非医学文献呢？颇令人费解。其实，这与李时珍的编写旨趣有关。李时珍不只是从医学角度来考察每一味药物的，而是常怀格物之趣及士大夫的玩赏之心，努力追求一种医学之外的神韵。无怪乎《本草纲目》译介到国外，学者们把它当作一部植物学著作乃至博物学著作来研究。细究《本草纲目》"服器"及"人部"中的诸多内容，也会感觉到这些记述的药物意义甚至渗及民俗学、生物学、人类学意义。对此，李时珍本人曾做过解释："时珍续补 374 种，虽曰医家药品，其考释性理，实吾儒格物之学，可裨尔雅诗疏之缺。""虽命医书，实赅物理"一语道出其博达的意趣与多彩的灵性，是依恋旧日的儒家生活，还是意在超越经典的药物学叙述模式？看来，两者兼而有之。

在以往的李时珍研究中，对他的疏漏与失误常常避而不谈，或以"瑕不掩瑜"而轻轻带过。其实，李在本草文献搜罗及引述方面也有过重要的疏漏，即对同时代重要的本草著作《本草精品汇要》及《滇南本草》的失考和对古代药学文献的窜乱改易。《本草精品汇要》是《本草纲目》编纂前约50年由明代政府组织编写的一部大型药物学著作，主持者据考是当时的太医院判刘文泰。该书对传统药物学的编排分类做了全新的逻辑重建，分项24条，十分详细。同时邀集宫廷画师为该书绘制了1358幅精美的工笔彩图，十分写真。该书完成后被藏于内府，秘不示人，民间有少量抄传本。但李时珍却与其失之交臂，不能不令人遗憾。如果他能读到该书，将其纳入《本草纲目》的参照范围，也许药物分项会更完善，插图会更写实。关于《滇南本草》，这是一部云南的地方本草，作者被认为是比李时珍早约150年的明代医家兰茂。云南地处西南边陲，有大片亚热带丛林，植物资源十分丰富，许多动植物药品是在长江流域无法见到的。而且该书收集了大量少数民族的医药经验，十分珍贵，很有特色。若能将其网罗到《本草纲目》的体系之中，定能使之更全面地反映那个时代的药物学成就。

对于《本草纲目》这样一部本草学巨著，仅从文献学角度去认识是不够的。李时珍的可贵不只在于"读万卷书"，而在于"行万里路"。一扫过去由文献到文献的沉闷学风，依靠自己的眼和手，去观察，去采集，去实验，以发现新事实，澄清各种疑问。据现有的资料分析，李时珍在当时的交通条件下活动半径已相当大了，包括两湖、安徽、江浙、河南、江西、四川的一部分。采访了诸如樵夫、铃医、村姑等有心人，弄清许多面壁夜读所难以了然的悬题。如穿山甲的食性、蟛蛉的习性、五倍子的属性等问题。不过，当时正值西方轰轰烈烈的文艺复兴时代，与那些会多种语言，游学多个国家的文化巨子比较，李时珍的文化醇度显得"稍逊风骚"。这也难怪，李时珍生活的那个时代太平静，太沉闷了。倘若他能降生于一个激荡的时代，一个崇尚人的尊严，充满勃发创造力的时代；倘若他越五岭、跃巴山，深入到北纬25度以下的热带、亚热带区域去考察；倘若更进一步他能搭乘郑和的宝龙船游弋东南亚及西方，那么，中国药学史的巨著《本草纲目》定会再跃上一个新境界。但是，历史终归不能由假设和想象演绎而成，我们也不必苛求古人。

在古代传统中国文化的知识体系中，自然科学诸门类是不被重视的，常被讥为君子莫为的"奇技淫巧"，难登庙堂文化的大殿，只能侧身山林文化的屋檐之下。因此，许多独领风骚的科技成就与建树常常孕育于某些文化边缘区，李时珍与《本草纲目》就可视为佐证。李时珍一生曾闯过大码头，在现在的北京、武汉、南京等地都待过，但《本草纲目》的编纂工作却偏偏是在穷乡僻壤的蕲州小镇上完成的，岂不奇怪。其实，这也是一种选择。那么决定这种选择的根由又是什么呢？诚然，作为文化边缘区的蕲州没有什么大容量的文化吸附与吞吐，但在这里却易于营造一种隐士式的文化氛围与"采菊东篱下，悠悠见南山"的恬淡心境，从而免于世俗功利的诱惑，寻求到精神上的归属感。其次，乡居的闲适环境可以自由调整工作节奏。依《本草纲目》编纂的工作量，很大程度上不是一种闲暇作业，而是一种严谨的职业著述，没有充裕的时间是难以完成的。其三，能适时调度家人的合作，《本草纲目》中许多琐细的事务性工作是由李时珍的儿子李建木、李建元完成的。譬如所附的1000多幅图即为李建木、李建元绘制。但是，文化边缘毕竟缺乏时代气息与新潮的冲撞，掐断了许多社会文化联系，使文化创造者困于闭锁与寂寞，其文化创造力日渐萎缩。譬如，李时珍晚年，西学东渐已拉开序幕，利玛窦作为西方世界的来访者已抵达中国，徐光启等人与之共同翻译了《几何原本》。其时，李时珍若居于某个文化中心，或商埠、口岸，则也很有可能与粗通医药的利玛窦等人有所接触，了解到西方药物学的某些概貌，从而使《本草纲目》的编纂更具有世界性。然而，历史终究未能创造这种机缘。因此，《本草纲目》对域外药物的介绍非常有限，主要参考书目中仅有一本"颇无伦次"（李时珍语）的《海药本草》，这就不能不让人感到缺憾。

1578 年，《本草纲目》费时 26 年，始成全稿。其后十年间，李时珍一方面继续修润，一方面四处游说，谋求出版。1590 年初春，垂垂老矣的李时珍来到江苏太仓，拜会了大文豪王世贞。宋代以后，大凡文人骚客都于诗文经史之余留意医药，有些人还饶有医名。所以，许多医籍常常倚仗他们的名声与喝彩而广泛流传。李时珍也未能免俗，于是携书稿求序于王世贞。

《本草纲目》得到王世贞的大力赞赏，一篇仅 500 字的短序写得文采飞扬，情理并茂，十分动人。如果说现代医家是由李时珍的《本草纲目》才了解王世贞的话，而在更长的时代里人们则是由王世贞才认识李时珍及其药学巨著的。因此，尽管一部专业的医药巨著需要非医学圈子里的文人赞赏推荐才被世人接受显得有些滑稽，但王世贞在《本草纲目》的传播上的鼎力助推的确功不可没。由于王世贞的尽力推荐，金陵书商胡承龙应诺出版《本草纲目》，但终因雕版工艺落后，费时误工，使得李时珍生前未能见到自己倾注毕生精力的《本草纲目》出版，带着无限的遗憾辞别人生。大约就在李时珍去世的同一年，金陵本《本草纲目》刊布于世，其后的 400 年间，《本草纲目》重刊了八十余次，成为中国医学史上流传最广的一部巨著，后来还被介绍到日本、朝鲜及西方。

从传播学及接受美学的观点看，一部著作出版刊行之后，其学术内涵就不再只属于作者本人，往往会有各种不同的理解与把握。见仁见智，莫衷一是。就《本草纲目》而言，其学术内涵有"显"与"隐"两个层面，前者主要是实用的药性理论、临床药物知识、药学文献集萃，后者则是他的学风境界、学术视野、文化追求以及科学探索精神、方法。《本草纲目》刊布之后的 400 年间，大多数后继者只是从实用的层面来认识、把握、发展《本草纲目》的知识系统，如《本草纲目拾遗》（清·赵学敏），新增了几百种新药。若论其文化视野、根底、境界，这些人远不及李时珍。因此，李时珍在《本草纲目》编纂过程中萌发的许多思想火花未能得到升华，如包含生物进化观念的分类体系未能得到进一步的阐发，许多有价值的观察、实验研究也未能得到完善。纵观中国科技史，不是没有能工巧匠，不是没有闪光的科学思想，但却得不到薪传，没有形成逐步成熟的链环，因而得而复失，失而复得，李时珍的命运也只能如此。在中国近代科技史步入停滞和老迈的时代里，李时珍犹如落霞中的一只孤鹜独翔九天。也恰恰正是他的凌空一搏，才使得这个时期的世界科技群星谱中有了一位龙的传人。

《本草纲目》刊布不久，被介绍到日本及朝鲜，推动了那里的药物学研究。随后，又被一些汉学家转述或节译成英、德、西班牙文。不过，在西方人眼里，《本草纲目》并不是一部药物学专著，而是一部博物志，或药用动、植物学。包括达尔文在内的许多科学大师都曾接触过《本草纲目》的节译本，并表现出极大的兴趣，流露由衷的敬意。不过他们也是从博物志角度来认同的，这显然是一种误读，其背景是东西方科技传统与发展的差异。在西方，药物学随着工业革命及化学的进步，工艺的改进，走的是还原分析、成分提取、工业合成的路子，而将东方药物学仍旧重视动植物原基视为一种落后。其实，这种观点不尽正确，随着人们对化学药品毒副作用（被称为"药祸"）的深入研究，也许有一天，由于重新重视天然药物，西方的药物学家会消除对《本草纲目》的误解。

　　歌德在谈到莎士比亚的不朽时曾说过："人们已经说了那么多的话，以致看来好像再没有什么可说的了。可是，精神有一个特征，就是永远对精神起着推动的作用。"对于李时珍来说，又何尝不是如此呢？不过，我们对李时珍精神世界的了解和研究还太少。而且，探究李时珍的精神世界也不只是为了推动当今的药物学研究，它还会促使我们去沉思，思考中国科技发展过程中人文精神与科学精神的结合，科学家精神的发育与社会文化背景的调适，科学发现与发明的递进模式等诸多由李时珍的理念世界而引出的命题，并由此唤起我们民族的理性与创造精神。这也许就是歌德所说的精神对精神的推动作用吧。

安心是药更无方
—— 文化药理寻踪

"百合"的意趣

医圣张仲景的经典著作《金匮要略》中记录了这样一种病：患病者精神、饮食、行动皆异于常人，沉默少言，欲睡不能眠，欲行不能走，饮食不能吃，此为"百合病"。中医认为这个病多由心神失养，或情志不调、七情内伤、神不守舍等引起。有趣的是，治疗这百合病常用"百合"为主药，以百合地黄汤为主方，在此基础上再根据病情及时调整。正是治疗"百合病"需用"百合"方。"百合"究竟是什么良药？

说来没什么稀奇，近年被民歌手唱红的"山丹丹"和流行歌曲中的"野百合"就是这百合良药。娇艳无比的百合花在山野蓬蒿之中亭亭玉立，其生于地下的鳞茎由近百块鳞瓣抱合而成。古代中国人将其视为"百年好合""百事合意"的吉兆，花也因此而得名。不过治疗"百合病"的良药不是百合那美丽的花朵，而是它的鳞瓣。百合具有滋阴润肺、镇静安神之功效，在中医看来，精神、情绪上的问题，就要用"百合"去治。因此，就有了百合病是"因以百合为主药才得名"的说法；百合也有了"因治百合病才叫百合"的另一种来由。病与草究竟孰先孰后，其实并不重要，但觉古人命名极富深意，这"百合"之名真值得品味。

　　被各种书籍收录的中草药，总数不下 4000 种。如此众多的中草药拥有极其丰富的药名，这个庞大的药名体系中像百合一般美妙、独特的还有很多。

　　比如常见的矿石石膏亦是一味解肌清热、除烦止渴的中药。"石膏"此名初看似给人以僵硬之感，其实此石药名的得名意境很美：其性大寒如水，又名"寒水石"；其石文理细密，故又名"细理石"；其石去除杂质后细腻光滑如膏脂，于是，这如膏脂的石头便有了"石膏"之名。再如，中国现存最早的药物学专著《神农本草经》将一种主治时疾寒热、内补不足的"玉竹"列为上品之药，但此草并非竹类，它还有个名字叫"葳蕤"，有华美之意，不过"玉竹"之名更雅。李时珍说："其叶光莹像竹，其根长而多节"，另有医家称"其色白如玉，根节如竹也"，所以才有了"玉竹"的名字。还有一种原名其貌不扬的"栝蒌根"，它的药名叫"天花粉"，因其作药用时将根碾作粉，此粉"洁白如雪，故谓之'天花粉'"—— 从地下普通的栝蒌到天上美丽的花朵，这草药仿佛登时有了美好的升华。

　　本草的名称如此耐人寻味，那么，究竟是谁、又是如何为中药取名的？

取名的学问

　　本草的命名有一套很自然的规律。首先是以药物的自然形态来取名，听其名，知其貌：比如七叶一枝花，它只有一根独茎，茎上部生有一轮叶子，共七片，花也只有一朵，就生在这七片叶子围护的植株顶端，越发显得娇俏艳丽 —— 药名与药草甚是合拍。还有半边莲、猫爪草，它们不仅是药名，也是采药的识别特征。同样，人参必然形如人体，越逼真越名贵，钩藤一定要有两个向下弯曲的钩，乌头形似乌鸦之头，金银花则因一蒂二花、黄白相映而得名。

其次是考虑入药的部位。譬如以根入药的葛根、板蓝根；以叶入药的枇杷叶、淡竹叶；以种子、种仁入药的菟丝子、桃仁、杏仁；以皮入药的陈皮、桂皮；以花入药的芫花、藏红花；以全草入药的仙鹤草、车前草；以藤、茎入药的海风藤、鸡血藤等。

遍布山间草野的植物有着最为天然的美好色彩，生长于斯的药草便有了色彩斑斓的名字。如白色的白芷、白及，紫色的紫草，红色的红花，青色的青黛，黄色的黄芩。造物主给予世间生命质朴的芳香，于是这些自然气味也成了药名的来源，如麝香、乳香。这麝香很有意思，药品本是成熟雄麝脐下香囊中的干燥分泌物，其气味极浓烈，香气能远射，于是麝香恰如"射香"了。

在中国人眼中，药草吸山水土地之精华而生长，就如一方水土养一方人，不同产地的药草功效也不尽相同。所以，道地的药材是要挑产地的。比如，有一味中药原名芎䓖（xiōngqióng），《本草纲目》说："人头穹窿穷高，天之象也，此药上行，专治头脑诸疾，故有芎䓖之名。"但是这种药材四川产的质量最好，后来干脆就叫"川芎"了。此外还有东北产的北细辛、杭州的杭菊花、河南怀庆府（今河南新乡）的怀山药等，都是因为此地所产之药功效独到而得名。当然，按本身的功效来命名的药物也不少：益母草自是用来活血、调经；决明子、千里光，听其名，用以明目应该疗效不错；续断、骨碎补，治骨折有奇效；伸筋草，顾名思义，有利于筋脉的屈伸，当然是舒筋通络的。还有治风通用的防风，乌须黑发的何首乌，《本草纲目》中收录了一味益智、安神、强志的草药，名字就叫"远志"。诸如此类的药名也会给患者以心理上的慰藉和鼓励，有益于疗病。

每到严冬时节，在四川、青海、河南、陕西等地的冰天雪地之中，有一种不畏严寒独傲冰霜的小草就会开出黄艳艳的小花，它虽没有蜡梅那清雅、高洁的知名度，却能润心肺，益五脏，是润肺下气、化痰止咳的良药。它还有一个美好的名字"款冬花"。"款"，在此为古意"至"，此名便来自采药的季节。而"款"字也因今天的常用意"轻缓、柔慢"令人对花儿有了动态美感的联想。各种药用植物，都有一定的采收季节。以采药时节命名的，除了款冬花，还有仲夏成熟的半夏，夏至成熟的夏枯草，经霜采收的冬桑叶等，都是在它们疗效最好的时期采摘，从而得名。

也有以人名为药命名，比如徐长卿、使君子、刘寄奴，名字的背后都有着美好的传奇故事。比如本草"刘寄奴"学名叫奇蒿，是一种菊科植物，而历史人物刘寄奴就是南北朝时的宋武帝刘裕，"寄奴"是他的乳名。传说刘裕在做皇帝之前，有一次外出打猎，用箭射中了一条巨蟒，在寻索这猎物时，见两个白衣童子背着竹篓采摘一些近似菊花的蒿草。两人在密林中一边捣药为他们的"巨蟒大王"疗伤，一边问大王为什么不杀刘寄奴，大王说："不能杀，刘寄奴将来要做皇帝。"刘寄奴闻言，大吼一声跳将出来，两童子急忙逃窜，留下药臼杵槌和草药。后来刘裕驰骋疆场，就用这种敛疮消肿的草药治愈了不少受伤的将士，因不知其名，索性以自己的乳名命之。

本草的命名美妙而质朴。当我们拿到一张药方，上写诸如车前子、麻黄、贯众一类的药名，初看您可能甚觉迷惑，其实很简单：车前子因其多生于道路两边、车马之前而得名；麻黄不过是味麻而色黄；贯众则因"叶似凤尾，其根一本而众枝贯之"，故草名凤尾，根名贯众；我们常见的治疗风热感冒的连翘，"其实似莲作房，翘出众草"，故而得名。诸如此类的中草药命名俯首皆是，比起西药的碳酸氢钠片、葡萄糖酸锌片要自然、贴近得多了。比如前文所说的百合，英文名 lily，按西医方式解读，其化学成分为酚酸甘油酯和丙酸酯衍生物等混合物。用这些成分取个药名，哪有"百合"二字来得有情趣、有神韵，引人遐想？

药名的遐想

的确，比起西药名称以化学分析为起点的科学和理性，中药本草的命名则大都感性。以植物、动物、矿物的形、貌、色、性取名的方式，使中药名不再仅仅是一个简单的名字，更呈现出了意象、意境和意韵之美。有的药名本身就极富诗意，令人产生审美的、情感上的遐想，成为可以表意传情和寄喻的对象。

因此，中国古代诸多文人骚客也把目光投向山野间这丛丛药草，从药名引申出美好的诗情画意，用药名来传情达意。比如南宋诗人辛弃疾有一首《定风波·静夜思》，通篇都用中药药名缀连而成：

> 云母屏开，珍珠帘闭，防风吹散沉香。离情抑郁，金缕织流黄，柏影桂枝交映，从容起，弄水银塘。连翘首，惊过半夏，凉透薄荷裳。　一钩藤上月，寻常山夜，梦宿沙场。早已轻粉黛，独活空房。欲续断弦未得，乌头白，最苦参商。当归也！茱萸熟，地老菊花荒。

这首词嵌入了 25 味中药：云母、珍珠、防风、沉香、郁金、硫黄、黄檗、桂枝、苁蓉、水银、连翘、半夏、薄荷、钩藤、常山、宿沙、轻粉、独活、续断、乌头、苦参、当归、茱萸、熟地、菊花。

头一味"云母"本是一种呈晶体状、有玻璃光泽的矿物，古人认为"此石乃云之根，故得云母之名"。其中无色透明，常染有绿、棕、黄和粉红等色调的白云母则是性味甘、温，入肺、脾、膀胱经，能纳气坠痰、止血敛疮的中药。如此美好之石"长五六尺可为屏风"，故诗人以"云母屏开"挑起全词——走出那美好的云母屏风，撩开那莹润的珍珠帘幕，主人公从熏着沉香、月影迷离的室内展开了她的风景：半夏时清凉月夜，窗上是桂枝钩藤柏影，披着荷花般的衣裳出得门来，门外是一塘银色月光。抚琴却弦断，表现了心中思念远征沙场的夫君。一句"当归也！"为这首文辞优雅且通篇弥散着药香的美词，唱出了最强音。当归是治疗女性疾病的要药，有活血、调血，使气血各有所归之功效。而在古人眼中，女性就是要生儿育女，当归调血便与想念丈夫之意联系起来，因此便有了这情思缠绵的"当归"之名。

不只辛弃疾，历史上许多文人都写过如这首《定风波·静夜思》一般的药名"情书"。在古代，不只文学大师对医药知识精通，民间历代以中药名缀连拟就的对联、诗歌也是多不胜数。

药名入诗、联、词、信、曲等，都是直接将药名嵌入，而古代人对药名的玩味还不只如此，比如药谜，是让人会意去猜，更要求人能参透药名之意。谜面与谜底这一设一猜，即令哪怕不了解中药的人也深感本草之名的出神入化。

传说药谜起源于三国时期。曹操一次远征归来，患了头风病，部下向他推荐了华佗。华佗来后，曹操为试其才，便写了一首猜中药名的谜语诗：

胸中荷花兮，西湖秋英；

晴空夜明兮，初入其境；

长生不老兮，永世康宁；

老娘获利兮，警惕家人；

三十除五兮，函悉母病；

芒种降雪兮，军营难混；

接骨妙医兮，老实忠诚；

黑发未白兮，大鹏凌空。

华佗看后，当即提笔写下了"穿心莲、杭菊花、满天星、生地、万年青、千年健、益母草、防己、商陆、当归、麦冬、苦参、续断、厚朴、首乌、远志"十六味中药。读者不妨以药名对应药谜品一品，个中趣味定会博得会心一笑。

本草中的哲学

从药的得名看，本草从天地间带来的自然之美，也是中国人心领神会的参悟的结果。这种参悟再经过独特的审美心思的培养，便使得本草拥有了韵味悠长的人文之美，甚至某种意义上的情意和灵性。但是本草的价值不只在于"美"，更在于"理"，从药名中亦有体现。

中医常以"本草"来统称中药。通常的理解是因为草本药物占了中药的绝大多数，而明朝的文人谢肇淛却认为是因为"神农尝百草以治病"。最早的中药都是神农氏亲口尝出来的，还"一日遇七十毒"。"本草"的名称含有"以草为本"之意，不只是指草药的数量大，更是指中药采制以及行医疗病的整个过程都贴近自然、取法自然。众多中药的药名也正是产生于采药、种药、制药、用药这些人与本草近距离沟通的过程。

李时珍首先载录于《本草纲目》的药草"三七"，其药名为"三七"，意指必须生长三至七年才能作药用，只因用此作药的郎中姓田，故又称"田三七"。以止血化瘀著称的云南白药，其主要成分便是这"田三七"。

如果说"三七"的传说显示了医者对草药生长及功效的了解，那么"五味子"的名称则最是体现本草之医学思想，也可以说是中国医药学先祖们在长期接触草药、临床应用草药过程中总结出的中医学之哲学思想的体现。

何谓"五味子"？它是一种木兰科植物的果实。古医书载其"皮肉甘酸，核中辛苦，都有咸味"，甘、酸、辛、苦、咸俱全，故有"五味子"之名。可别小看这五味。中药学将药物分为辛、甘、酸、苦、咸五味，味不同，则作用不同：辛味能发散，酸味能收敛，甘味能和缓滋补，苦味能泻火清热，咸味能软坚润下。中医学经典著作《黄帝内经》就将五味与五脏相关联，并与五行相类：辛入肺，类金；酸入肝，类木；苦入心，类火；咸入肾，类水；甘入脾，类土。中医讲求慎查五脏之变化，了解其顺逆之情况，处理好阴阳、表里的对应和联系。五味子这种五味俱全、五行相生的果实，正好能对人体五脏心、肝、脾、肺、肾发挥平衡作用。所以早在两千多年前，就被王宫贵族和中药名师普遍采用为强身妙药，在现存最早的药物学专著《神农本草经》中被列为上品。

中国人不但将目光放之四野，将生长于自然的药物用于人的药补食疗，同时也将人的身体看作是一个自然之体，是肝（木）、心（火）、脾（土）、肺（金）、肾（水）相生相制的和谐有机整体，是天地之气蓄之、养之的自然机体。自然之体如自然之草一样顺乎四时，春生、夏长、秋收、冬藏，将人的生命健康与自然草木的茁壮生灵相关联，人与自然之生命生息与共，顺应自然法则而得养生之大道。这便是以五味调五脏、以本草调人身、以人之小宇宙适应自然之大宇宙的道理。而中医药学这种以草为本、以自然为本的自然整体观内涵应该已经涵盖了当代西医学常挂在嘴边的"以人为本"思想了吧。

以巨著《中国科学技术史》将中国介绍给世界的李约瑟曾以"平凡又深奥"来形容他眼中的古代中国科学技术。而这个评价用在中医药学再恰当不过：最初接触本草，眼前尽是自然而平凡的药名，而透过药名却越来越能感受到中医药学的博大精深以及其中蕴含的中国古代朴素而深厚的哲学观。

要说本草药名之玄妙，我们不妨再来看一个例子，就是那主治心神不宁、失眠、惊悸等症的"远志"。此药用其根，而地上之苗则称"小草"，药效不如根部强。北宋《本草图经》说："古本通用远志、小草，今医但用远志，稀用小草。"有个故事，说东晋名相谢安早年曾立志在东山隐居，后来不得已出山当了权臣桓温的司马。一次有人送给桓温一些草药，其中就有一味远志。桓温拿起远志问谢安："这味药又叫小草。为什么一种东西有两个名称呢？"未等谢安开口，另一位大臣抢答道："这很容易解释：在山里叫远志，出了山就是小草。"谢安当即听出此话的隐喻，甚为惭愧。当然，日后谢安拒权臣、扶社稷，运筹帷幄，夺取淝水之战的胜利后又能不恋权位、急流勇退，被后世人视为高洁之良相的典范，岂是"小草"堪比。然而，这药草的药名却引得诸多文人借其理、抒其怀。比如金代大学者元好问的《洞仙歌》词有曰："似山中远志，漫出山来，成个甚，只是人间小草！"

神术仙方

—— 谈轴心时代的荆楚医学

　　区域性是人类文化的重要特征。人类医学的衍生、勃兴也曾表现出明显的地域性。这是因为自然环境（地貌、气象、水文、植被）与社会文化环境（图腾、神话、民俗、时代风尚）对医学特征的形成具有特定的意义。在中国医学史上，早期的医学家们十分关注医学技艺的区域特征。至今仍被奉为经典的《黄帝内经》（成书于秦汉之际）曾列专题讨论了不同地域气候、山川地理、民俗、生活方式与医学发明的关系，名为"异法方宜论"。

　　黄帝问曰：医之治病也，一病而治各不同，皆愈何也？

　　岐伯对曰：地势使然也。故东方之域，天地所始生也，鱼盐之地，海滨傍水，其民食鱼而嗜咸，皆安其处，美其食，鱼者使人热中，盐者胜血，故其民皆黑色疏理，其病皆为痈疡，其治宜砭石，故砭石者，亦从东方来。

　　西方者，金玉之域，沙石之处……其民华食而脂肥……其病生于内，其治宜毒药，故毒药者，亦从西方来。

　　北方者，天地所闭藏之域也……其民乐野处而乳食，藏寒生满病，其治宜灸焫，故灸焫者，亦从北方来。

　　南方者，天地所长养，阳之所盛处也……其民嗜酸而食胕……其病挛痹，其治宜微针，故九针者，亦从南方来。

中央者，其地平以湿，天地所以生万物也众……其病多
痿厥寒热，其治宜导引按蹻，故导引按蹻者，亦从中央出也。

《黄帝内经》成书后的两千余年中，虽有不少医学家曾言及
区域医疗风格，但鲜有从整体上把握区域医学发展格局的系统论
述。近百年来，具有现代历史意识的医学史研究开拓了医学通
史、断代史、专科史、疾病史，乃至中西医汇通史等诸多新领
域，但早期中医衍生过程中所呈现的区域发展特色的研究仍然是
一块有待开拓的处女地。本文正是这方面探索的一脉，试图通过
荆楚医学历史遗产与气韵风骨的钩玄，展示华夏文明肇始期风格
迥异的区域医学发展格局与规律。

关于荆楚医学，其基本内涵包括时空上的规定性。大约3000
年前，中国中部曾建立过一个持续800多年、疆域广阔的楚国。
它创造出光辉灿烂的楚文化，也培育了颇具特色的荆楚医学。然
而，荆楚医学这一概念的时空界定有相对的弹性。从语义上看，
它应该以楚国楚人为基点。至战国末期政治地理概念上的楚国已
不复存在，但楚文化并未立即消亡。作为中国轴心文化的一翼，
楚魂一直弥漫于南中国人内在的精神世界里，与秦韵共同构成中
国人心灵的二元象征。不过就文化惯性而言，汉代对楚文化的继
承最为明显。汉代文化未脱去往昔楚文化的韶华，虽然汉初思想
家们多以黄老之学的面目出现，但气韵风骨则源于楚文化。所
以，李泽厚先生认为：汉文化就是楚文化，楚汉不可分，尽管在
政治、经济、法律等制度方面汉承秦制，但在意识形态的诸多方
面，汉文化依旧保持了南楚故地的乡土本色。由此观之，荆楚医
学的时间边界应延至汉代。当然，荆楚医学[①]的余绪如同楚文化

_____

① 本书荆楚医学的概念，特指春秋战国秦汉时期楚地自成特色的医学体系，它是中
　医学的一源。若从历时性的广义楚文化而言，或许可称之为早期荆楚医学。

一样辽远悠长，但汉之后，随着地区间人口迁徙与文化交流的加强，中医学的区域性特色逐渐褪去，而被集大成的中国医学体系所整合。

早期发达的药物学

医学的衍生源于日常生活经验的积累，而对草木、动物等药用功效的认识是日常生活经验的内容之一。所谓"神农尝百草之滋味……一日而遇七十毒"即反映了先民发现药物的艰辛历程。关于楚人对药物的认识，没有专门的著作可考，但在《山海经》《楚辞》和汉初的医学文献《五十二病方》，以及汉代墓葬器物中可窥其端倪。

《山海经》是远古典籍之一，何时何人所撰，众说纷纭。自古号称奇书，其内容涉及史地神话、巫医、药物等，根据近年上古神话与民族精神的专题研究，许多专家认为其浪漫主义格调与《楚辞》较为相近，故认为它可能出自楚人手笔或深受楚文化的影响。

《山海经》（依郝懿行的《山海经笺疏》）中记载的药物多达124种，其中动物药66种，植物药51种，矿石药2种，水类1种，土类1种，未详者3种。分别列举了这些药的产地、形状、特点及功效，推测为较早的职业药师所记。此外，尚有桂、月粟、蔓荆、枸杞犀、白芷、芬劳、诸萸（薯蓣）、白芍、满冬（门冬）、雄黄、蘼芜、杜衡（杜鹃）、桔梗等药，但未加说明，这表明最初的药物选择始于动物，对植物药的认识不够充分。

《山海经》中记载的药物用途可分为10类，分别是：

1. 补药：蓲，服之不夭；櫰木，食之多力。
2. 助生育药：鹕鸟，食之宜子孙；鹿蜀，佩之宜子孙。

3.避孕药：菁蓉，食之无子；黄棘，服之不孕。

4.美容药：荀草，服之美人色；藏草，食之为人所爱，服之媚于人。

5.毒药：莽草，可以毒鱼。

6.解毒药：耳鼠，御百毒。

7.杀虫药：肥遗，可以杀虫。

8.兴奋药：鲭鱼，食之不眠。

9.预防药：青耕，可御疫，三足龟，食之无大疾；箴鱼，食之无疫疾。

10.兽药：芑，可以服马；流赭，以涂牛马，无病。

《山海经》所载药物的使用方法有内用、外用两类，内用又分为"服"（水送服）和"食"（代食品），与现代用药格局比较，先民们重"食"轻"服"。外用法更为丰富，有佩戴、洗浴、涂抹、席卧（如"㻬边，席其皮者不蛊"）、豢养（"朏朏，养之可以已忧"）。可见当时在药用技巧上颇有心计，而且不拘一格。

如果说《山海经》中所记载的医药知识尚不足以确切反映荆楚医药的渊薮，那么屈原等人的《楚辞》则是地地道道的楚人楚邑之作。其中《离骚》《九歌》中涉及许多植物学及药物学知识，宋代吴仁杰曾对《离骚》中的植物学内容详加注解而撰《离骚草木疏》，共四卷。卷一、二、三为芳草类，收草木44种；卷四为莸草类作为附录，记述草木11种，四卷共收55种，其中大部分在当时和后来都发现有药用价值。楚文化研究者后德俊又将《楚辞》中有关药物名录的辞章撷出，参照明朝李时珍《本草纲目》详加发微，以窥当年楚地的药物学成就。现录部分辞章如下：

《楚辞·离骚》

"扈江离与辟芷兮，纫秋兰以为佩。"

"朝搴阰之木兰兮，夕揽洲之宿莽。"

"杂申椒与菌桂兮，岂惟纫夫蕙茝。"

"畦留夷与揭车兮，杂杜衡与芳芷。"

"朝饮木兰之坠露兮，夕餐秋菊之落英。"

《楚辞·九歌·东皇太一》

"蕙肴蒸兮兰藉，奠桂酒兮椒浆。"

《楚辞·九歌·湘君》

"薜荔柏兮蕙绸，荪桡兮兰旌。"

《楚辞·九歌·湘夫人》

"荪壁兮紫坛，播芳椒兮成堂。

桂栋兮兰橑，辛夷楣兮药房。"

此外，《楚辞》中还有采药情景的描述："采三秀兮于山间，石磊磊兮葛蔓蔓。"

由于《楚辞》不是药物学专著，书中所载的药物，其植物习性与药用功效不尽明了，但观其大概，多为芳香辛燥类药物，如秋兰，为兰科植物，多年生草本，其花芳香馥郁，可制香料，叶可入药，功能开胃；申椒（即花椒），性热，味辛，能温中止痛，杀虫，主治脘腹冷痛、吐泻；菌桂（即肉桂），性热，味辛甘，《本草纲目》载："菌桂，又称小桂……听味：辛，温，无毒，主治：百病，养精神，和颜色，为诸药先聘通使"；蕙（即薰草，又名佩兰），湘水之源多出此草，常用于除臭及恶气，止头痛；茝，即白芷，性温，味辛，为祛风寒、止头痛之要药，至今为中医临床广泛运用。

楚地善用芳香辛燥药物的传统亦可从近20年出土的墓葬器

物中得到印证。据考证，下葬于公元前168年的长沙马王堆一号汉墓（距楚国亡国仅55年）中，发现了一批药物，已经鉴定的有茅香、高良姜、桂皮、花椒、辛夷、藁本、姜、杜衡、佩兰共9种（其中茅香、桂皮、花椒、辛夷、杜衡、佩兰这6种与《楚辞》中提及的14种药物相重叠）。这些药物或以原药的形式置于竹笥之中，或制成香囊、香枕，或置于绢药袋及陶熏炉中，在死者手握的绢包中亦装有药物，据推测可能为死者生前常用之物，且用药方式多样，有口服、烟熏或制成日用品。经药理分析，这些药物大多含有挥发油；从其加工分装情况看，这些药物都是芳香辟秽用药，也可能是死者生前的治疗用药。据尸体解剖资料，死者生前患有冠心病、胆石症等疾患，很可能有心腹冷痛、头风痛等症候。这些药物大多适应这些症候。此外，湖北随州曾侯乙墓曾出土一件滤药的工具；长沙杨家湾晚期楚墓曾出土陶熏炉，出土时炉内尚有香灰和未燃完的香料；江陵楚墓和信阳楚墓中也都曾发掘出熏杯之类的器物及花椒等芳香类药物。

　　楚人善用芳香辛燥类药物主要与楚地的气候特点有关。《黄帝内经》中描述为"水土弱，雾露之所聚也"，《史记》中称为"江南卑湿"。温暖潮湿的地理环境容易引起疾病，尤其是传染病的发生。而芳香辛燥类药物不仅具有治病效果，还可以充作预防用药，以舒畅精神，提高抗病能力。这些措施世代沿袭，成为楚地的民间习俗。南朝·梁·宗懔所撰的《荆楚岁时记》就详细记述了楚人使用芳香类药物避瘟的种种措施，有正月初一"进椒柏酒，饮桃汤。进屠苏酒胶牙饧。下五辛盘。进敷于散，服却鬼丸。"端午节"竞采杂药"，（《夏小正》云"此日蓄药，以蠲除毒气"）并以艾叶及菖蒲悬于门户；重阳节"佩茱萸……饮菊花酒"；冬至日饮赤豆粥；等等。

当然，仅仅考察非医学文献难以窥测荆楚之地药物学的成就，尤其是楚国后期及汉初的药物学发展情况，但可参阅的专科资料有限，仅能依据1971年长沙马王堆汉墓出土的帛书《五十二病方》观其大概。

《五十二病方》中记载药物计247种，药方283个，病名103个，现代研究将其分为矿物、草、谷、菜、木、果、人、禽、鱼、虫类等数种，与《山海经》相比，不仅数量多，而且入药部分有所讲究。如对植物类药，常根据根、茎、叶、果、核、全株区别使用；对动物类药，则分皮、毛、骨角、肉、血、脂、膏、矢、胆、卵等。这些药物包括不少日常生活直接接触的物品，这说明当时的药物知识主要来源于生活实践的积累，也反映当时的药物知识还比较粗浅，表明当时尚处于药物发展的初期阶段。

关于药物的产地，尚志钧先生曾将《五十二病方》与稍后的《神农本草经》详加比较，认为前者所述的药物产地偏于南方，如生姜、桂、竹、茯苓、水银等，北方出产的麻黄、大黄、肉苁蓉、当归、细辛等药在《五十二病方》中都未见用过。故而得出这样的结论："《五十二病方》所用药物局限于古代荆楚之地。"关于这一点，亦可从文中注释得到证实。如牝痔病下载有以青蒿、莔为主药的两个药方，并自注："青蒿者，荆名曰萩，莔者，荆名曰卢茹。"这说明本书很可能出自楚人之手，或者是写给楚人看的，才有此必要。而且书中的度量衡、书法都表明该书是战国时期楚地的作品。当然，也不能排除地区间药物交流的影响。很显然，《五十二病方》亦有个别药物产自蜀地或秦、齐等地。

值得重视的是《五十二病方》中所述药物的加工、炮制已具相当水平。书中载录了许多药物加工炮制方法，如粗加工时的选择、干燥（有爆干、阴干之别）、粉碎（分碎、舂、筑、伐、毁、冶、磨等数种）；炮制方法包括不加辅料与加辅料两类，前者有燔、炮、煅、爃、炙、煏，后者又有加水、酒、醋、溺汁之别。不过，书中仅有炮制方法的简单记述，未涉及原理，因此，只能认为当时的加工炮制还处于经验层次。

此外，《五十二病方》中药物剂型多样，外用法则较《山海经》更加丰富，且对服药时间及服药期间的饮食宜忌有所讲究，这表明战国时期荆楚之地的临床药学已有长足的进步。

总之，荆楚医学发展过程中，药物学备受重视，现存的医药资料与民俗资料都证实了这一点。这种传统沿袭久远，至明代，荆楚之地产生了一位世界级的药物学巨匠李时珍，他的《本草纲目》一书以其科学性和实用价值在药物学、医学、植物分类学和生物学上占有重要地位，英国伟大的生物学家达尔文称誉它为"中国古代的百科全书"。

巫医兼容的民间医学格局

人类在文明的洪荒时代，面对变化万千的大自然，无不感到神秘莫测，亦由神秘中生出恐惧、敬畏乃至崇拜的意识。先民们笃信有某种超自然的力量在冥冥操纵、主宰着人类的生老病死进程，于是有了对鬼、神的幻想，即殷商时期盛行的神灵主义医学观（Spiritualism Medical Concept）。根据卜辞研究，殷人尚鬼神、重占卜，几乎每事必卜，自然也包括疾病状态。其后，疾病占卜的形式逐渐发展，演变为巫祝之术，即《黄帝内经》所言"古之治病，惟其移精变气，可祝由而已。"有注云："由，从也，言通祝于神明，不劳铖石，病从而可愈也。"即由巫医祷念祝（咒）词，疾病就顺从祝（咒）词的指示向着痊愈的方向发展。很显然，这只是先民们在医药知识粗陋与手段不足以抵御、制止疾病时的某种希望寄托和心理安慰。

　　在荆楚之地，巫风与神话的发达构成楚文化的重要特色。《楚辞》中诸多篇章（如《九歌》《招魂》等）即反映了当时奇谲、灵动却又庄重、虔诚的楚地风情，这种浪漫主义的文化精神其后构成中国智慧的重要一面。故《汉书·地理志》曰："楚人信巫鬼，重淫祀。"汉代王逸也曾指出："昔楚国南郢之邑，沅湘之间，其俗信鬼而好祠，其祠必使巫颐作乐，歌舞以娱神。"宋人龚鼎臣这样解释："巴楚之地俗信巫鬼，实自古而然，当五气相沴，或致疠疾之苦，率以谓天时被是疾，非医药所能攻，故请祷鬼神无少暇……盖世俗之人易以邪惑也。"的确，楚地大多为新开发的蛮荒之地，楚国的先民们筚路蓝缕，跋涉山林，几经迁徙，开疆拓土，所处的地区气候环境十分恶劣，疾病丛生，简单的医药知识不足以应付，于是更多地继承了殷商时代超现实的文化传统，而以巫术拒之。所以，楚地的巫风较秦晋齐鲁更加浓烈醇厚，尤其在医学领域。关于这一特点，《山海经》《五十二病方》《荆楚岁时记》等早期历史、医学及民俗文献中可找到诸多例证。

　　《山海经》中有许多巫医的内容，如《海内西经》里说开明东有巫彭、巫抵、巫阳等六巫操不死之药。《大荒西经》："大荒之中……有灵山，巫咸、巫即、巫朌、巫彭、巫姑、巫真、巫礼、巫抵、巫谢、巫罗十巫，从此升降，百药爰在。"《图赞》："群有十巫，巫咸所统……采药灵山，随时登降。"这些记载反映当时巫医颇众，有名可征的就多达十余人。同时也说明当时巫者也采药用药，医巫兼容并行。《山海经》中言及的巫阳还出现在《楚辞》中，《招魂》云："帝告巫阳：'有人在下，我欲辅之，魂魄离散，汝筮予之。'"那位在灵山采药的巫阳在此又成了专为人招魂的巫师。此外，《楚辞》中有大少二司命，大司命统司人之生死，而少司命则司人子嗣之有无，皆楚俗为之名而祀之。

《五十二病方》大约成书于战国末期，此时巫风已衰，北国的名医扁鹊已明确提出"信巫不信医者不治"的观点，表明医与巫已不相容，但在南国的荆楚之地仍保留着医与巫并存的传统。据统计，《五十二病方》全书载方283个，其中巫祝方约36个，涉及14种病症，这36个巫祝方中大部分为单纯的巫祝法，如"伤者血出"，祝曰："男子竭，女子戴（zái），五画地口（唾）之。"[1]亦有些巫祝方为祝由与药物或按摩并用。从某种意义上讲，它实质上是古代心理治疗与药物、理疗的有机配合，由于这种治疗方法迎合了下层民众的文化心态，所以一直沿袭到近代。

细细分析《五十二病方》中所使用的咒语，大多浅显而无系统，远不及后世符箓派道教所用的咒语那般隐秘详细，其内容可分为祈求劝慰、威胁恐吓两种。通常是先祈求，后威胁，亦有直接施以威胁的咒语。如"为若不已，磔薄若市"[2]；"不亡，泻刀为装"[3]。此外，另有两条咒语为借助天神以惧鬼魅。如"天神下干疾，神女倚序听神语，某狐又非其处所，已，不已，斧斩若"；"胕讪胕讪，从龟出毋延，黄神且与言"。相传黄神能除虎狼、恶神、鬼魅。《抱朴子·登涉》云："古之人，入山者皆佩'黄神越章'之印。"

念咒语能使病人痊愈当然是谎言，但楚地的先民们却笃诚地相信咒语。在他们看来，危害人类的鬼魅精怪与人类一样有自己的弱点，也会有种种禁忌。当人们得到神力相助，掌握这些弱点

----

[1] 口为文献中的缺字符号，括号里是研究者根据上下文推测的字。

[2] 意为"如不停止作恶，将杀戮之然后暴尸示众"。

[3] 意为"若不速愈，我将抽出战刀杀你"。

和禁忌，鬼魅精怪就会畏惧、退缩。这种"推己及人"的思想方式即构成了祝咒之术的文化心理土壤。

《五十二病方》祝咒方除了咒语之外，还有诸如贲（喷）、吹（呵气）、唾、行禹步等辅助手段以强化心理暗示效果。其中"禹步"颇有文章。李轨注曰："姒氏禹也，治水土，涉山川，病足，故行跛也……而俗巫多效禹步。"《玉函秘典》介绍了禹步法："闭气，行前左足，次前顺足，以左足并右足，为三步也。"好似现代华尔兹舞步。本是大禹病足时的跛行步态，却被巫师们改造成富有艺术性的专有步伐，大概是借助民众对大禹的崇敬与虔诚来进行的心理治疗吧。

楚民"信巫鬼，重淫祀"的传统还积淀于民俗之中，因为民俗本是某一区域民间知识（含医药知识）、民间智慧的文化表现。透过民俗，不仅可以重塑当时的一部分社会生活，同时又可窥测当时盛行的某种文化心态。

据《荆楚岁时记》所载，春节、端午节期间，楚民的一系列节目都是以符箓的形式表达某种除病避疫的保健愿望。如正月初一拜贺之后须"进椒柏酒，饮桃汤……服却鬼丸"；并"贴画鸡，或斫镂五采及土鸡于户上……悬苇索于其上，插桃符旁"。端午节"以五彩丝系臂，名曰辟兵，令人不病瘟"；这些貌似简单的节目，实质上有着丰厚的神话支撑。譬如："东海有度朔之山（一说桃都山），上有磊桃树，蟠屈三千里……上有二神，一曰神荼，二曰郁垒，主阅领众鬼之恶，害人者，执以苇索，而用饲虎焉。"《典术》亦云："桃者五行之精，压伏邪气，制百鬼也。"这种风俗的残余，至今仍存民间。"医"字古作"毉"，文字学也证明古医学与巫术关系非常密切。古时巫师也是医师，巫医并称，而荆楚巫风尤炽。从这种意义上看，巫师们实际上参与了荆楚医学体系的建构，他们是荆楚医学肇始期的创造者和记录者。尽管他们所倡导的是超自然的臆断与幻觉，包含了某些现今斥为荒谬的迷信成分，但他们最初的动机却是纯洁明澈的，心地是善良无邪的，情感是笃实诚恳的。因此，应予以客观、公正的评述。

早熟的经验医学体系

医学古称方技，据《汉书·艺文志》引刘向《七略》之说，汉以前（含汉初）方技分医经、经方、房中、神仙四脉。当时所搜集的方技文献亦分为四部分：计医经七家，216卷；经方十一家，274卷；房中八家，186卷；神仙十家，205卷。这一格局是汉初归纳、整合各区域医学发展模式而成的，其中也包括荆楚医学。由于汉代文化思潮与旧时楚风更接近，故而荆楚医学在这一体系的形成与确立过程中所起的作用非同一般。为了叙述的方便，此节先述医经、经方两部分的形成与确立及其与荆楚医学的关系。

"医经者，原人血脉、经落（络）、骨髓、阴阳、表里，以起百病之本，死生之分，而用度铖石汤火所施，调百药齐（剂）和之所宜"，即侧重于医学基础理论方面的探讨，包括阴阳、表里、脏腑、经络、病因、诊断等学说。

《汉书·艺文志》中所言医经七家分别为《黄帝内经》《外经》《扁鹊内经》《外经》《白氏内经》《外经》及《旁经》，现今仅存《黄帝内经》一家。关于《黄帝内经》，学术界公认非一人一时一地之作，约成书于战国至汉代，其中有些篇章为荆楚医学家所撰。如《灵枢·本神》曰："实则喘喝，胸盈仰息。"盈，原作"凭"，《甲乙经》卷一第一，《太素》卷六首篇，《脉经》卷六第七，《备急千金要方》卷十七第一均作"凭"可证。凭，乃楚地方言，《楚辞·离骚》云"凭不厌乎求索"，王逸注曰："凭，满也，楚人名满曰凭。"此外，马王堆帛书《阴阳脉死候》与《灵枢·经脉》篇中关于五死的论述显然同出一辙，只是后者论述更详。因此，《黄帝内经》中有相当一部分内容来源于荆楚医学体系。

其实，医经学派所讨论的医学命题还可在其他早期荆楚医学文献中得到印证。即长沙马王堆出土的四种帛书（《足臂十一脉灸经》《阴阳十一脉灸经》《脉法》《阴阳脉死候》），《五十二病方》及江陵张家山出土的《脉书》等。

《足臂十一脉灸经》《阴阳十一脉灸经》主要论述人体十一条经脉的循行走向及所主的疾病，其内容较《黄帝内经·灵枢》关于经脉的论述更古朴。因此，很有可能是《灵枢·经脉》的祖本。而且两书中脏腑的概念还极不完整，五行学说亦未渗透到医学领域之中，仅有较系统的十一脉学说及阴阳观念，它们是荆楚医家解释生理、病理，并指导诊断、治疗的理论工具。从这个意义上说，荆楚医学体系发端于经脉理论。

马王堆汉墓《脉法》出土时缺损过半，后由张家山汉墓出土《脉书》的内容将缺文基本补齐。观其文字，洗练简略，篇幅不足40字，是在《足臂十一脉灸经》与《阴阳十一脉灸经》之后简明地向初学者介绍有关导脉、启脉、相脉的几项生成法则。从中反映荆楚医家对经脉的重视和丰富认识。此外，还提出环灸、寒头暖足、取有余补不足等治疗学法则和经验。

《阴阳脉死候》内容仅4行，100余字，属于诊断学著作。内容虽简，但从中可窥测当时荆楚医家对病证尤其是危重病证的诊察水平。如文中提出三阴三阳脉与预后的关系，认为三阳脉病一般不死人，只有躯体严重外伤时才例外，三阴脉病则预后不良，其死证有五，即肉、骨、血、气、筋五死之候。这一内容后来在《灵枢·经脉》篇中发展成大段论述，而且三阴三阳脉还被汉代楚地的一位大医学家张仲景所借鉴，发展成为三阴三阳诊治系统，即流传至今仍魅力不减的《伤寒论》辨证论治体系。此外，《阴阳脉死候》中对危象的观察也十分细微，如提到面黑、目环视衰、汗出如丝、舌陷卵卷等危象。说明荆楚医家的临床技能具有相当的水平。

　　关于病因学认识，马王堆医书中没有专篇论及，但《五十二病方》中有零星论述。归纳起来，可知其大概。如"伤痉"项下有"痉者，伤，风入伤，身信（伸）而不能诎（屈）"。痉，即后世所称之破伤风，《五十二病方》认为其病因乃"伤，风入伤"，即皮肤破损后，风邪由伤口进入。虽然当时不可能认识到破伤风杆菌的致病作用，但对发病过程及病因的认识已达近代水平。又如"婴儿索痉"项下，有"索痉者，如产时居湿地久……"，认识到小儿脐风与分娩条件不佳、感受湿邪有关。也许是由于荆楚先民所处的自然环境十分恶劣，外伤性疾病众多的缘故，《五十二病方》中记述了大量的外伤性病因，如"金伤""刃伤""毒鸟豙（喙）""狂犬笿""犬笿""蛊""蛭食""蚖""蛇啮""蠪者"等。这种病因的认识也反映疾病发生有一定的区域性和时代性。

　　此外，马王堆出土竹简《十问》中还言及情志（心理）的致病性。"喜怒不时，不明大道，生气去之"，情绪不稳、违拗事理，自然会损害人体气机而易于患病。而《五十二病方》中大量的巫祝方则主要是针对这一病因的施治手段。

　　"经方者，本草石之寒温，量疾病之浅深，假药味之滋，因气感之宜，辨五苦六辛，致水火之齐（剂），以通闭解结，反之于平。"主要探讨临床医学领域中对疾病的认识，遣方用药技巧与法度。包括认断学、治疗学、方剂学、药物学及各科治疗措施等内容。《汉书·艺文志》载经方 11 家，274 卷，但全部佚失。故而要把握荆楚医学的临床特色，还得从《山海经》及马王堆出土医书中寻找例证。

《山海经》虽不是临床专著，但其记载的药物后大多附有所治疾病及症候，这些病证主要有以下 31 种（不是原书病名）：

胃病、心脏病、肺病、肠胃病、腹疾、耳病、目病、喉病、皮肤病、痔、漏、疽、痛、肿疾、疣、瘕疾、痴、神经病、精神病、神经衰弱、疟疾、忧郁、多眠病、气逆病、中热、寒疾、风疾（手足痉挛）、蛊疾、狐臭（骚疾）、睬疾（胀肚病）及季节性流行病。

对这些病的治疗多数是一药治一病，也有一药治数病者，属于单方形式。

《五十二病方》，顾名思义，载病证 52 种，涉及内、外、妇产、儿诸科。现分述如下：

1. 内科疾病

（1）以肌肉痉挛为主症的疾病：如"伤痉、痉者，伤，风入伤，身信（伸）而不能诎（屈）"。

（2）以精神异常为主症的疾病：如"颠（癫）疾，人病马不间（痫），人病羊不间（痫），人病蛇不间（痫）。"

（3）以往来寒热为主症的疾病：如"阂（疟）"。

（4）以小便不利为主症的疾病，如"瘴（癃证）"。

（5）以小便异常（混浊、黏稠）为主症的疾病，如"溺□沦者""膏溺"。

（6）以阴囊肿大为主症的疾病，如"肿橐""癞"（即疝气）。

（7）肠道寄生虫病，如"胸痒"（即蛲虫病）。

（8）蛊病：说法不一，《说文》曰："腹中虫也"，《春秋传》曰："皿虫为蛊，晦淫之所生也"，《左传》曰："近女室，疾如蛊"。可能指花柳病。

2. 外科疾病

（1）外伤性疾病：如"诸伤（金伤、刃伤、伤者、血出）""冻疮（瘃或践家瘃，足部冻疮）""黍"（漆疮）"毒乌喙（毒箭射伤）"等。

（2）化脓性疾病：主要有"痈"与"疽"两类。"痈"有"颐痈""痈首""股痈""伤痈痛"等；"疽"有"骨疽""肉疽""血疽""气疽""烂疽""嗌疽"和"肾疽"等。

（3）体表溃疡性疾病：如"口烂""膍伤""膍久伤""久疕"。

（4）动物咬螫：如"狂犬啮人""犬噬人""蚖（腹蛇咬伤）""蛇啮""蛋（蝎螫）""蛭蚀"。

（5）肛门疾病："牡痔（外痔）""牝痔（内痔）""血痔""脉痔""胸痒（肛漏）""巢者（肛门漏管）"。

（6）皮肤病："白处""骚（瘙）""疥"等。

（7）肿瘤："疣""马疣（眼部所生肿瘤）""瘿（颈瘤）"。

3. 妇产科疾病

虽只提及"婴儿索痉（子痫）"，但对病因、病状的描述十分详细。

4. 儿科疾病

如"婴儿病间（癫痫）""婴儿瘛（小儿惊风）"。

综观以上这些病名，虽然命名上比较直观、随意，缺乏较为一致的规范，且各种疾病之间有一定交叉，但其规模已颇为可观，部分病名对病状的描述与归纳是准确的，这反映出当时的诊断学知识已较为丰富。

《五十二病方》所反映的治疗学水平已明显超出《山海经》的一病一药或一药数病的水平，开始大量使用复方。全书共载方280个，每病少则一二方，多则二十几方。每方多由1—7味药物组成，比较注意配伍，且剂型十分丰富，有丸、饼、曲、酒、油膏、药浆、散、灸、熨、煎、丹、浸洗、水溶等数种。用法分为内服、外用两种。其中外治疗法系统多样，有适用体表的熏、浴；适用创口清洗的酒、沃、浞；适于疮面外敷的傅（敷）、涂、封、安等法。据此而论，有人提出《五十二病方》是一部流传于楚地民间的外科方书。与其后的《黄帝内经》中的方剂学内容比较，《五十二病方》的文字显得质朴、平实，并保留了一些现在不甚明了的字和词，体例上更偏于经验的记叙，排列以病为纲，每个病名之后罗列一方至十几方，供选择。并简述方剂的组成、制法、用法，对症候机理谈得较少，不载治疗原则，也未冠以方名，许多方后还标有"令"（灵）"尝试""良"等字样，说明其重在实用，重在医疗经验的保存和传递。与《内经》义理深邃、论辩精巧大相径庭。

关于楚地的医疗水平的资料还有《史记》等历史文献。如《史记·楚世家》载"陆终生子六人，坼剖而产焉"。这可能是中国历史上最早的产科剖腹产手术记载。另据《外史》言："有良医在楚，子以百金致之，彼必不远千里而赴，郑人果得楚之良医以寥其疾"。可见楚国的医疗水平较高，为春秋列国所仰慕，不然，也不会有异国他乡之患者不远千里来求医。又如《左传·襄公二十一年》："（申叔豫）以疾辞。方暑，阙地，下冰而床焉，重茧衣裘，鲜食而寝。楚子使医视之，复曰：'瘠则甚矣，而血气未动。'"楚医能透过暑天厚衣卧床、少食的现象而诊断叔豫血气未动，属于诈病，可见楚医的脉理精深，不同凡响。

总之，战国后期至汉代，荆楚医学的理性成分在不断扩充，早期那种希冀于某种超自然力量战胜疾病的传统随着医疗经验的不断积累也逐渐退居较为次要的位置。一个充满理性的荆楚经验医学体系已成雏形，并在日益频繁的文化交流中汲取其他区域的医疗经验，来丰富自身的体系，壮大自身的阵容。同时，自身也不断地被整合，最终融汇于大一统的中国医学体系之中。

荆楚医学与中医学的建构

犹如百川归海，区域文化终究会被整合，荆楚医学的命运也不例外。汉以后，荆楚医学的大部分实证内容以某种因子与基素的形式融会在大一统的中国医学体系之中，以至我们今天在回溯它的一脉流程时，很难确切地断定某一种医学观念或理论、某一种治疗法则或方药仅仅属于荆楚医学。但倘若我们从整体上把握中国医学体系时，却能十分明晰地感觉到某一种基调、某一种风格、某一种文化意识与人格构成，浸透着浓郁的荆楚风韵。这就是贯穿于中医理论体系之中的道家生命哲学，闪烁于"辨证论治"体系中的灵动、玄奥的思维方式，以及潜伏于每一位医家个体人格中的楚骚忧患意识。

中国医学是早熟的，这种早熟从某种意义上讲得益于老子哲学在生命体验及生存形式诸方面的启迪。譬如《老子》认为自然状态是人的理想状态，自然法则是生存形式的最高法则，所谓"人法地，地法天，天法道，道法自然"，这种自然主义意识以及老子哲学中的恬静、阴柔曾久久滋润着中国医学。因此，近代医学史研究者们大都众口一词，认定中国医学的基调是老子的道家哲学（道家思想主要生长于楚文化圈中，老子即为楚苦县人）。翻开中国医学的奠基之作《黄帝内经》，很容易发现许多道家的观点甚至语言，如顺应自然、恬淡虚无、清心寡欲、知足常乐的生命观与人生哲学。《老子》八十章中有云："甘其食，美其服，安其居，乐其俗"，而《素问·上古天真论》中则有"美其食，任其服，乐其俗"的词句。可见其观点、语言都同出一辙。其次，《老子》中的辩证思想也深深地影响着中国医学。如老子的"负阴抱阳"说、祸福转化观以及马王堆帛书中提出的"因""时""度"等事物转化条件都在《黄帝内经》中衍化成为"阴阳互根""阴阳转化"及治疗上"因时因地因人制宜"的理论律条与原则。故此，历代《黄帝内经》的研究者大多善谈老庄，他们对《黄帝内经》的理论阐发亦大多以老子学说为依托。如唐代杨上善在《黄帝内经太素》中数十次引述老庄言论，作为串解《黄帝内经·素问》的出发点和参照系。更有趣的是，像陶弘景、葛洪这样在药物学、经方等方面颇有造诣的大家原本就是道教学者。而葛洪在罗浮山中历经数年的炼丹实践无论从动机还是从效果看都是一种亦道亦医的追求。所以，综观中国医学史，论人也罢，论书也罢，医与道总是如影随形地交织在一起，共同建构起独具特色的中国医学大厦。若要揭示这一现象的内在意蕴，还得从轴心时代（春秋战国时期）区域文化的特质上找答案。当时，在黄河中下游流域的秦、齐、鲁文化圈中，儒家思想被奉为圭臬，其区域文化特征表现为"质朴、理性、求实、重功名"，其文化旨趣侧重于"修身、齐家、治国平天下"；而在长江流域的楚（含吴、越）文化圈中，则以道家思想为精神支柱，其文化特质为"轻清、流转、浪漫、混沌、贵变、重玄思"，所谓"核玄玄于道流"，其终极关怀是一种"名可名，非常名"的"道"，至道玄通、文简意博、理奥趣深，而且包含某种对自然规律与独立个体的关注和尊重、对生命体验与养生、全生之术的热衷。因而，它更多地表现为一种生命哲学，由它直接指导或参与尚属于自然哲学范畴的早期医学理论体系的建构也就顺理成章了。尽管中医学的理论生成过程中不只糅合某一种哲学思想，儒、释思想也有介入，但并没有动摇道家思想的基石位置。

　　如果我们对中医理论体系做更深的研究，还将发现其认识疾病的基本法则——辨证论治也体现了某种楚文化精神，这就是老子哲学及楚骚歌赋所透出的灵动之气与奇谲机巧。与其说它是一种思维方法，不如说是一种东方智慧。这一模式是由东汉末年楚地（南阳）的一位卓越的医学家张仲景通过其不朽著作《伤寒杂病论》（包括《伤寒论》与《金匮要略》两部分）所倡导并示范的。不过，对这一充满东方智慧的治疗学体系，张仲景本人并未作太多的理论诠释，其理性阐发大多是由后世400多位注释者完成的。这一法则的特点是在治疗上能曲应其变，灵活处理各种临床现象，使治疗重心落在疾病的现时状态或机体功能的现时状态上。如《金匮要略》首篇"脏腑经络先后病脉证第一"中所述"知犯何逆，随证治之"，反映了张仲景"知常达变"的观点。这种崇尚变异的思维在当时是对传统治疗体系的挑战。因为当时的治疗模式以"辨病"为主，由于认识条件的限制，辨病的水平显得粗浅，存在严重的片面性与刻板性，这种格局直至晋唐时期还保持强大的惯性，早期医学著作《肘后方》即反映了这一特点。大多是一病一症之后，罗列数方数药，供人选择，带有较大的试探性，远没有达到某种诊疗思维与施治手段之间的契合。

是张仲景重新标定中医临症思维的坐标，使之由辨病为主转为辨证为主，加强了对疾病某一阶段（横断面）脉因证治的分析与归纳，创立了一种即时性"证—治—方—药"的丝丝入扣的治疗体系。其后几经发展，逐步形成了中国医学"知常达变""重玄思""因人因地因时制宜"的治疗学特色与风格。

说到张仲景，其领千年风骚的魅力不仅源于他在学术上的创新精神与成就，也源于他闪光的人格力量。张仲景名机，汉末时南阳人，约与华佗同时，但《后汉书》《三国志》中都找不到这样一位名重一时的大医学家的生平事迹。至唐代，甘伯宗的《名医大传》中才有寥寥数言记述其学术经历："始受业于同郡张伯祖，时人言，识用精微过其师，所著论，其言精而奥，其法简而详，非浅闻寡见者所能及。"同时述其生平，曾"举孝廉，官至长沙太守"。但对这一点，医史界尚存疑。有关张仲景的人格特征与人生追求主要通过其《伤寒杂病论》自序的文字表露出来。大凡作品的自序是最能表达作者人生追求与品格的文字，是绝好的心灵自白与人生宣言。在这篇不足 800 字的自序中，激荡着浓烈的屈骚忧患意识，其中有切身之忧。张氏宗族十年中死于伤寒病证者高达三分之二，这使人们想起曹植的《说疫气》："家家有僵尸之痛，室室有号泣之哀，或阖门而殪，或覆族而丧。"一派凄凉景况。二忧医学界不思进取，保守顺旧，按图索骥，毫无创新。三忧世风媚俗，"但竞逐荣势，企踵权豪，孜孜汲汲，惟名利是务，崇饰其末，忽弃其本，华其外而悴其内……痛夫，举世昏迷，莫能觉悟"，以致"进不能爱人知人，退不能爱身知己"。为此，他要求"当今居士"应当"留神医药，精究方术，上以疗君亲之疾，下以救贫贱之厄，中以保身长全，以养其生"。这是一位官员兼医生对当时社会所做出的最痛快淋漓的批判。如果说屈原虽忧伤、怨艾、愤世嫉俗，但对政治尚保存某种执着的眷恋，那么张仲景对世俗政治则表现出彻底的失望与鄙夷。唯有献身仁术为怀的医道才是人生的最好归宿。这种愤世嫉俗，或失意于仕，移情于医的人生选择后来被范仲淹发展为"不为良相，宁为良医"的宣言。在这面旗帜下，众多的士子学者加入了医家的行列，造就了宋以后中医队伍"文人化"的格局，而且这种风气在旧楚属地及吴越之地更为突出。李时珍早年就曾饱读诗书，江浙一带诗、书、画、医俱负盛名的医家代不乏人。这对于中医学术明清时期的发展与成熟创造了良好的人才优势。究其传统，不得不认为得益于早期的楚骚精神，正是这种深沉的忧患意识（包含较多早期的人本主义精神）铸造了历代中国医学家执着、顽强、豁达、深沉的人格特征。

　　岁月沧桑，早期荆楚医学的辉煌已成历史陈迹，依稀莫辨。然而，其悠悠余韵却仍能掣动现代人的寻根意识，其深邃的文化内涵仍旧独具魅力。

"仁术"如何走进临床生活？
—— 传统中国医学伦理的观念轴心与知行建构

    有着鲜明实用理性传统的中国医学，无论是对传统医德的整理与现代阐释，还是对西方医学伦理学的借鉴与本土化改造，都无法回避"仁术"这一轴心观念，都要穿越"道德偶像与伦理规范"这一知行范畴。在此我们试图用思想史的眼光来分析仁术的观念内涵，讨论传统偶像与规范的时代特质、纯粹价值及内在张力。如全善、全能、全智偶像的塑造与认同，基于仁爱、生生、恻隐的主体诉求与内在价值支撑；劝善成仙、因果报应的俗世激励，道德体验与医理悟达的认知同构；儒、道、佛各种性善学说的精神杂合。

    尽管当代中国医学所面临的伦理问题不可能在单一的历史向度上寻求到解决的方案，但中国传统医学的伦理精神仍然是不可忽视的。而要洞悉中国传统医学的伦理精神，有两项基础工作无法回避，一是要解构其轴心观念，二是要追溯其建构形式。

    关于中国传统医学伦理的轴心观念，似乎无须考辨，经典的表述是"仁术"，也就是说"仁"乃古代医家伦理生活，也是职业生活的观念轴心，同时还是它的价值境界。我们要回答的子命题是何时彰显"仁术"？何者为"仁"？何以致"仁"？

　　"仁"的伦理思想源于儒家先师孔子，这位先秦思想家在与弟子的对话中提出并阐述了"仁学"伦理思想体系，包括"仁"的内涵与外延，如由亲亲→爱人→泛爱众，由家及国、家国一体的逻辑拓展，"恭、宽、信、敏、惠"的道德准则，"己所不欲，勿施于人"的仁恕体验与人情主义模式，"克己复礼"的道德目标，"仁智一体"的理想人格，"学思结合"的道德修养方法等。医学伦理生活中的"仁术"观念很显然汲取了儒家伦理思想中的"仁学"理论，但理论阐述却晚于中医学的整合时代，成书于汉初的《黄帝内经》基本上完成了对先秦各家（主要是道家、阴阳家、黄老学说）自然哲学精神与知识资源的借鉴、消化与整合，而这一时期的医学文献对孔子的仁学伦理思想却缺乏系统的表达与阐述。这一不同步现象应该深入研究。

　　汉代的医学文献中甚至很少出现"仁"字，相反，张仲景在《伤寒论自序》中对当时知识界及医界的道德失范颇多批判，张仲景指责人们不知贵生，不知爱人，鄙弃医术，追逐名利。史称东汉医家郭玉"仁爱不矜"，但他谨守的"仁"只是疗病无分贵贱，所谓"虽贫贱厮养，必尽其心力"。现存最早以儒家仁学思想论述医学伦理的文献是晋代杨泉的《物理论》。《物理论》原书已佚，现今的《物理论》一卷是从《北堂书钞》及《太平御览》等书中辑录出来的，是否杂有衍文、伪句尚待考。杨泉的观点十分明确：医学必须以"仁"立业，所谓"夫医者，非仁爱之士不可托也，非聪明理达不可任也，非廉洁淳良不可信也"，并臆言古代医家大多全善、全智、全能，"其德能仁恕博爱，其智能宣畅曲解"。论起当朝医家，杨泉承认有"有名而不良者，有无名而良者"，即存在医术与道德分离的情形。既然当朝如此，前朝医家的道德生活又如何会澄澈如井水呢？通观《物理论》中《论医》一节，杨泉可能只是一位粗通医理的儒生。

　　"何以致仁"（王阳明的"致良知"）的问题，其实就是道德生活的知行建构，回顾中国传统医学的伦理思想史，基本上循着"偶像→规范"的模式发展。这一模式符合国人"实用理性"的文化心理结构。早期的道德偶像悖于儒，遁于佛、道之林，文本源于两个半神半仙的历史传说，即"橘井""杏林"。"橘井"的传说取自《列仙传》，旧题汉代刘向所撰，后被历史学家指为伪托，疑为东汉佚名人士的笔记体野史。主人公苏耽，湖南桂阳人（今郴州市），生活在汉文帝时代，有"仁孝"之名，得仙术，能预识"天下疾病"，救人之术是"庭中井水、橘树"，"患病者，与井水一升、橘叶一枚，饮之立愈"。由于所费平凡，药理上亦无道理，疗效全赖仙气，想必也是不取钱帛的。另一则"杏林"的传说取自《神仙传》，相传为晋代葛洪所撰。主人公董奉生活在三国时代，他不仅医术高超，每药必效，而且治病不取钱，"重病愈者，使栽杏五株，轻者一株，如此数年，得十万余株，郁然成林"。相比较而言，前者仙气太盛，且无医德的知行内容，后者虽神奇但尚有凡人的气息。杏林春暖作为医德偶像的意义有三，一为"不言利"，二为"公正神佑"，三为"劝善成仙"。但都非常人所能企及，若作为世俗的道德楷模，既不可信，亦不可行，与希波克拉底《誓词》中所言"与师分享钱财"比较，道德上显得有些伪善。"公正神佑"与"劝善成仙"作为一种道德价值与激励机制，有一定时代特色，但逸出了现实生活的轨道，从而失去道德自律、示范的意义，相反还会弱化道德建设的内驱力。事实上，他们仅仅作为市井百姓企盼的幻象，而未能进入职业医生道德修养的知行范畴。而且随着医学知识的日趋完善，尤其是西方医学科学的引入，科学思潮，实证方法占据了人们的知识结构，对生命现象，对疾病的因果过程，对死亡现象都有一整套科学实证的解释，这种半神半仙的偶像力量将逐渐消退，最终将失去其感召力量。

真正在职业医生伦理生活中产生示范作用的道德偶像是唐代的孙思邈。他的生平行迹可考，文章著作可读可信，医术医方可用。他于医德的知行建构上致力最勤，在《千金要方》中留下《大医习业》《大医精诚》两篇经典论述。尤其是《大医精诚》，今读之仍会令人感怀不已。但作为一位可敬可亲的道德偶像或楷模，似乎不能仅听其言，而需更多地观其行，而信史中缺乏详细的记述，人们只能将其言充其行。其言的价值在于建构了一系列职业医生的伦理规范，包括一连串祈使句构成的诚信、护生、恻隐、慈悲、敬友、轻财原则与思想。

孙思邈的《大医精诚》是中国古代医学伦理的扛鼎之作。其伦理思想以儒为主，兼及佛、道、墨，其纲领为"精""诚"二字。"精"其术，方能全智、全能，"诚"其德，方能至善。在这里，"诚"与"仁"的内涵相互打通，如所提倡的恻隐体恤、爱人惜命、忠恕、尚义意识均源于儒。但孙思邈的医学伦理思想背景较杂泛，护生、大慈、普救含灵（平等）意识源于佛，他甚至反对用动物药，所谓"杀生求生，去生更远"。"无欲无求"源于黄老之学，但作为道德理想似乎标杆定得太高，不切于世俗生活，以"德"抑"得"，打破了"德与得""义与利"之间的合理张力，显然有些矫枉过正。其实，孙思邈对当时医界的道德状况有细微的观察，劝善也罢，诫恶也罢，一连串祈使句"不得""无作"之后列举了各色医家杂念、不仁、劣行，如贪财、好色、敷衍、失职、炫耀声名、訾毁诸医等。这一切并非孙思邈凭空诌来，而是市井生活的真实写照。他咒之为"阳恶""阴

恶"，期望人神共耻、共讨，字词之间显出几分无奈。职业道德
水准的维护一赖于修养，二赖于劝诫。孙思邈在文章中略前而详
后，修养之法儒家提倡"自省"，所谓"吾日三省吾身"，孙思邈
则提出要"澄神内省"，随之才能"望之俨然"（有庄严、笃诚
之相）。这种方法为道家修炼之术，后由李时珍发挥为"内景返
观"①（内视）学说，是中医内察经隧气血的奇术，用于道德修养
是一种认知迁移，这反映了中医学术生活与道德生活的认知同
构。此处的内视其实也是一种自我反省，良知的发现，人性的镜
鉴，表现了某种人神合一的幻觉。

　　如果将孙思邈的《千金要方·论大医精诚》与希波克拉底的
《誓词》进行词语对照，可以看出两者之间的异同。

孙思邈《论大医精诚》	希波克拉底《誓词》
"为医之法，不得……道说是非，议论人物，炫耀声名，訾毁诸医，自矜己德。"（敬惜同行）	"视业师如同父母，终生与之合作；钱财将与业师共享。""视其子弟如我兄弟……欲学医即无条件授予。"（敬师）
"安神定志，无欲无求，先发大慈恻隐之心，誓愿普救含灵之苦。"（仁心） "不得瞻前顾后、自虑吉凶、护惜身命，见彼苦恼，若己有之，深心凄怆，勿避崄巇，昼夜寒暑，饥渴疲劳，一心赴救，无作工夫形迹之心。""省病诊疾，至意深心，详察形候，纤毫勿失，处判针药，无得参差。""不得于性命之上，率尔自逞俊快，邀射名誉。"（仁心）	"家人有所求亦不用毒药，尤不示人以毒药或坐药堕胎。""决不操刀手术。"

---

① 语出李时珍《奇经八脉考》，意指经过内丹训练之后获得一种内视功能。——作者注

续表

孙思邈《大医精诚》	希波克拉底《誓词》
"又到病家，纵绮罗满目，勿左右顾眄，丝竹凑耳，无得似有所娱，珍馐迭荐，食如无味，醽醁兼陈，看有若无。""不得恃己所长，专心经略财物，但作救苦之心，于冥运道中，自感多福者耳。""不得以彼富贵，处以珍贵之药。"	"凡入病家，均一心为患者，切忌存心误治或害人。""行医处世中之耳闻目睹，凡不宜公开者，永不泄密，视他人之秘密若神圣。"
"不得问其贵贱贫富，长幼妍媸，怨亲善友，华夷愚智，普同一等，皆如至亲之想。"	"无论患者是自由人还是奴隶，尤不可虐待其身心。"
"如此可为苍生大医，反此则是含灵巨贼。""人行阳德，人自报之；人行阴德，鬼神报之；人行阳恶，人自报之；人行阴恶，鬼神害之。"	"此誓约若能信守不渝，我将负盛名，孚名望。""倘违此誓或此时言不由衷，诸神明鉴，敬祈严惩。"

　　明显的不同之处是希氏反对堕胎，强调隐私权，而孙思邈则强调功利上的牺牲精神，以道德高尚为幸福，医患距离上孙思邈谨守恕道，主客体融合，人同此心，将心比心，以病人苦乐为苦乐。其实，在医与患之间，我痛苦与他痛苦不存在标准的同构性，不能以己欲而达人。美国医学伦理学家恩格尔哈特（H. T. Engelhardt）在《生命伦理学基础》中提出应尊重"人所欲"，将"己所不欲"改为"人所不欲，勿施于人"，才更符合人的个体独立性。

　　孙思邈之后，医德规范的建构日趋完备，尤以明代为盛，基本文献有《小儿卫生总微论方》（佚名）中的《医工论》，缪希雍的《祝医四则》、李梴的《习医规格》、陈实功的《医家五戒十要》。其中最具现代感的当推明代龚信、龚廷贤父子的医箴文字。龚信以是非为纲拟定了"明医箴""庸医箴"，龚廷贤以医患为纲拟定了"医家十要""病家十要"，不仅论及医家的职责，而且还列出病家的义务，如择医、遵医的准则，龚廷贤还逐一分析了日常医患行为上的失措及其道德迷失。自此，传统医德的内容由粗糙走向精致，由个体至善走向群体自律，由修身施德走向医患义务的平衡，如龚廷贤强调医家要仁厚病家，病家则要坚定、遵医，不吝药资。而且在"德与得""理与欲""义与利"的张力上表述更加公允、平衡，只强调诚信，贫富均等，反对欺诈。这种医患双方权利义务平衡的思想对于当今消费时代医患关系的调整都具有相当的现实意义。医疗活动本质上是一次消费过程。是一项金钱与技术、情感的交换与交流，不能忽视人性、情感、尊严等人文因素，同样也不能忽视市场法则。因此传统伦理的转换与现代建构的基本前提就是在人文情愫与市场法则，道德偶像与伦理规范，中国伦理传统与西方现代伦理体系等关系中寻求沟通、平衡、张力，以期共同支撑起一座新的医学伦理大厦。

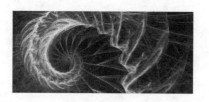

辑二

对话与切磋

叩问"命门" ①

——"五四"以来传统中医的命运与选择

□　在今天，谈论中国医学的话题，无论是它的命运、学术流变、观念跃迁，大概都无法绕开"五四"。今年（1999）恰逢"五四"八十周年，思想界、学术界都忙着做"五四"的文章，或追思"五四"的精神价值，或重新审视各种文化姿态的冲突与得失，继而反思各种文化与历史范畴的内在张力。这些声音对于中国医学思想脉络的清理，学风的改造与建设是有所启迪的。

○　说到"五四"，人们会很自然地联想到"德先生""赛先生"，想到彻底而且激烈的反传统。作为传统文化构建之一的中医学很自然地被推到受怀疑、批判的位置上，在随后80年的文化批判与建设里，传统中医始终处在文化守成的阵营里。如果将五四运动比作举长矛的青年，中医则是持盾牌的老叟。人们习惯于把文化守成姿态与政治上的保守立场等同起来，继而贴上"落后""反动"的标签将其贬低。由此看来，传统中医连同它的守成立场均应归于弱势文化的一隅。所以，中医界于情感上不曾接受"五四"精神，包括它的口号与主张。其实，对有些历史、文化命题的理解恰恰需要"反弹琵琶"。譬如，我们常说到

① 该文为"五四"八十周年之际与中国科学院陈可冀院士的对话，文中□为王一方，○为陈可冀。

的对"全盘西化"的反思，它作为一个社会改革的总纲领是行不通的。但如果据此来认识科技领域的现代转型，"全盘西化"就不仅仅只是一句抽象的口号了，可以说，它是丰富具体的现实图景。考察当今的科技世界，从价值观念，到知识结构，从学校课程，到企业工艺，几乎找不到一丝中国传统科学与技术的遗存了，只是在提法上改用"现代化"的概念而避免用"西化"一词。如果说"全盘西化"还不够彻底，"盘"还剩下一只"角"的话，那便是医学与医疗机构中的多元格局了，即传统中国医学与现代医学（西医）的双峰并峙与三水分流（中医、西医、中西医结合）。于是，中国医学在当代文化史、思想史上的典型意义与类型意义便凸现出来了，成为现代科学技术体系中的一个特例。中西医学的沟通，还派生出从理论到技术上致力于协同效应的"中西医结合"学科的创立与发展，更加展示了当代中国医学的多元与活力。

　　□　您对传统中医融入现代生活的理解很有纵深感，它不仅可以从中引出传统医学命运与选择的深入思考，而且还可以引出未来医学格局的思考。但是，应该看到，五四新文化运动的主潮是文化冲突，是传统与现代、中学与西学的论争，是要拆"旧房子"盖"新房子"，文化共生的语境不容易找到，甚至会因为其调和姿态被斥之为"保守主义"。值得注意的是，保守与激进之间没有一个共同的坐标，因此，双方就永远不能有真正的对话。其实，严格地讲，中国没有纯正的保守主义立场和甘愿负保守之"罪"的大思想家、大医学家。"科学与人生观"论争中的张君劢并不反对科学，从知识到价值，他只不过要坚持认为"人生问题不是科学所能解决的问题"，反对科学包揽一切。同样，梁漱溟也认为中国文化非变不可，民主与科学非引进不可，只是各种变革要适应中国文化的"地基"，而且他认为"西方不是人类文化的唯一模式"，还有印度的、中国的文化模式。在激进主义思潮冲刷下，中西医学的论争也一度白热化。"科玄之争"后，余云岫等人在上海倡言医学革命，把中医视为"全盘西化"的最后障碍。经过一段学术论争之后，包括对中医经典、阴阳五行理论的批判，余云岫便在1929年2月召开的第一届中央卫生委员会会议上，以"规划现代化的卫生工作"为名启动法律程序，提出《废止旧医以扫除医事卫生之障碍案》。这份提案指责中医理论阻碍社会科学化，是文化启蒙的障碍，而且与现代政治体制不契合等。开辟了"五四"以来文化论争以简单粗暴的政治手段来解决的不良先例。很显然，政治法权不能也不应该成为文化论争的裁判。时过境迁，几十年后，再来回顾这场废止中医的风波，清理它的文化背景与思想脉络，不难发现新文化运动中未经清理的"科学主义"气息。这种被冠以"五四精神"的科学主义观念与真正的科学精神是相冲突的，它使人们的文化热情胶着于"新与旧""进步与落后""中与西""传统与现代"等时空范畴，而忽视对其文化特征与本质的追问。关于中国医学的文化特征，我想有三层意思需要说明：其一，医学并非纯粹意义上的科学；其二，中国医学的当代困境是人文传统与现代科学建构之间的冲突；其三，是一个悬题，在当代，医学的二元价值是否应该得到尊重，文化共生的理念能否得到认同。

　　○　你讲的三层意思其实可以统一，正因为医学不是纯粹意义上的科学，才应该从人文性与科学性两个轴向来建构，才会有二元价值的认同。在西方，科学与数学、医学是并列的学科，尽管一些医学的基础学科可以归于科学的范畴，至今诺贝尔奖项还是将科学范畴的生理学与医学并列。当然，在中国历史上，关于医学属性的认识则更偏于技术与艺术，经典意义上的科学是对自然现象各方面的规律进行系统地研究，不但要有精密的方法与工具，而且有精确的理论说明。另一方面，真正的科学研究不以实用为最高目的，而是坚守为真理而真理，为知识而知识的原则，即运用理性来解释世界、认识世界。从这个意义上看，医学只能称之为科学性的技术。不仅是因为它的实用性，而且还在于解释生命现象的或然性与多元性。人毕竟不同于物，它需要知识、技术、道德、情感的多元关怀。正因为它是关于人的学问，它就必然要容涵人文与科技，诗性与理性，乃至逻辑与非逻辑的双重建构。同样，中西医学共同面对人类医疗与保健的命题，共同承担保卫生命的使命。而且，在 20 世纪这个时空关节点上相遇是一份历史的机缘。所以，宽容心态与兼容学风是双方相互学习与沟通的前提。汇通也罢，共生也罢，都需要豁达与从容的文化姿态。

　　□　豁达不仅仅是一种文化姿态，同时也是一种"独上高楼"的境界。近几十年来，中国针灸的国际化反映了一种西方式的豁达。在现代医学占据主导地位的西方国家，他们居然能承认形态学不确定的经络感传现象的存在，能接受机制不明的针灸、针麻疗法的应用与推广。在这一点上，有着悠久理性传统的欧美医学界的学者对待异质文化的姿态似乎并不刻板，相反表现出相当的学术弹性。他们能把"有趣""有用"与"有理"及"理性阐释"几个层面的问题暂时分开，先搁置"有理"与"理性阐释"，去关注"有趣"与"有用"。待积蓄相当的资料、体验之后再去尝试解开理性纽结。这不失为一种明智之举。其实也说不上他们对中国医学有多么的钟爱，但他们相信异质的针灸医学对主流医学的挑战意义，援此可以拓宽现代医学的研究视野，丰富

"假说库"。于是有几千年积淀的中国针灸医学转而成为某一种研究资源，至于中与西，主与辅，体与用之类的顾虑与"塔布"（禁忌）似乎全然不必牵挂，这便是一份平凡的宽容。

　　○　我还想补充一层意思，宽容、兼容是一种境界，某种意义上讲，还是一种理想。事实上"五四"以来冲突、紧张、竞争、对抗是中西医学之间的共生形式。异质的医学差异是永恒的，有差异就会有冲突，有对抗，不必完全以调和的姿态去面对这种对抗与冲突。在体育竞赛中，对抗可以激发生命潜能，挑战极限，但要区分三种对抗，一种是球类比赛模式，既要全力限制对手得分，又要冲破对手限制，追求自身高分（我好，你不好）；另一种是田径模式，在同一跑道上，遵守同一形式与规则竞争，不限制对方的发挥，但求自身优势状态（你好，我更好）；还有一种是体操模式，只限制场地与器材，比赛内容自主编排，追求体能与艺术的完美表现（你我都好，但风格各异）。很显然，中西医之间的对抗与竞争应该力避球类模式，追求田径模式和体操模式。

　　□　您推崇的是一种积极的对抗与竞争，对抗只是手段，是过程，目的是反思差异（也是特色），理解差异继而深入研究差异。当然，差异不全是精华，也不全是优势。我们经常讲的"取其精华，去其糟粕"就是一种理解与甄别的策略，但细细琢磨其中有主客体之分，如同生活中去水果店买水果，客体（买方）总是从果堆里挑好果子（取精华）买，而主体（卖方）则总是从果堆里挑坏果子扔掉（去糟粕），以维持果堆的整体水准与品质。另一种理解在主客体融合的情形下，人们会以 1/2 为临界点，当认定好果子（精华）超过 1/2 时会挑坏果子（糟粕）扔掉，留下好果子；当认定坏果子超过 1/2 时，则会挑出好果子（取精华），留下坏果子（弃掉）。而这种认定带有很大的主观性和职业理解的差异。因此，面对传统中医，现代医学研究者的姿态常常是"取精华"，寻找特效方药，为我所用，青蒿素、靛玉红的提取与应用是这种模式的成果，而现代中医研究者的姿态常常是"去糟粕"，中医病证规范化的研究便是这一思路的成果。

无论"取"什么，"去"什么，背后都有一个真理尺度与价值标准问题。是遵循这一元价值还是多元价值；是恪守科学标准，还是技术标准；是为真理而真理的自洽标准，还是有效即真理的实用标准。即使是纯粹的科学技术标准，也有一个时空差异问题，譬如在以化学提取物与合成品为主的白色药物与以植物动物原基为主的绿色药物的价值判定上。一百年前，以绿色药物为主流，后来随着化学及化工的长足进步，人类生产出一批纯度高、效价高的白色药片，迅速以先进、科学的名义占据价值与市场优势，被世俗百姓奉为神药。但时过境迁，人们逐渐发现化学药品存在各种各样的毒副作用，甚至产生殃及子孙的药祸。而且无机物对人类这种高度进化的动物功能与代谢的调节是单向的、单一的，甚至是粗暴干涉式的，远不及动植药品的多向综合，适度且温和的调摄方式成熟。因为从进化阶梯而言，有机体比无机物高出许多。大凡在进化链条上时空关系越近，相互之间的调节形式越高级。更令人鼓舞的是当今动植物基因技术已趋于成熟，从前输于化学药品的浓度、纯度、精度问题完全可以在动植物基因层面予以人工控制。因此，可以预言在不远的将来，人们会重新回归到绿色药品。当然，那将是一个全新的绿色医学时代。

还有一个不容忽视的命题是医疗保健活动的审美情趣。随着疾病谱的变化，人类逐步控制了急性传染病等危急、暴发疾病，身心保健、慢性疾病的调治与康复成为主要的卫生内容，这将重新唤起对医疗与保健过程中美感的追求。犹如品茶与饮汽水的差别，前者注重过程美感，后者只讲求止渴功效；前者有茶道等功夫与境界，后者无师自便。也许再过若干年，"红炉炭火煲药食，满屋弥漫药草香"是一种非常个性化的精致的保健生活享受。相反，群体的、方便简单的片丸冲剂则是一种粗糙的保健与医疗敷衍。当然，医学不会成为唯美主义的试验品，但人文层面的关怀与诗性滋润会成为医学多元价值的一轴。

　　○　要讲人文关怀与诗性滋润，传统中国医学中蕴藏着不少思想与学术资源，还不仅仅只是表现在个性化的药物品赏与使用过程上，还有药物的命名、药引的归纳与理解都充满了智慧。我在研究清宫医案与清代药引问题时曾有一个体验，中国传统医学中的药物学可以认为是人文主义科技的典范。曲径通幽，"戏中有戏"，既有人文向度的抒怀，也有科技角度的钩玄。合而观之，它是一门文化药物学、文化药理学。不可否定，其中有虚妄玄妙的成分，但基线是人文与科技共轭的。这一特征值得现代医学认真研究，我们的确不能像马克思所讲的那样将"孩子"与"脏水"一齐泼掉。目前，对于传统药物学中的科技因子有不少人重视、研究，人文因子还缺乏理解与深究，尤其是结合现代人文学科的知识与智慧去阐释传统、更新传统，更是一片空白。

　　□　如果把人文科技共轭的药物学称为文化药物学的话，我想，传统中国医学的一些元概念更值得讨论，因为它们很有性格。现代著名史家陈寅恪先生曾倡言"解释一字（一词）即是作一部文化史"，此言不虚。譬如中医脏腑学说中的"命门"概念就是一个绝好的例证。首先，它是一个实证的概念，《难经》中所谓肾有两枚，"左者为肾，右者为命门"。而临床上"命门火衰"又是一个具体的病证，有诸如阳痿、五更泻、四肢发冷等表现的症候群。但这一概念似乎又超越了实证层面，成为一个玄妙的概念。它是"生命之门"，司元气，为人体元气的根本，元阳的发源地。它并不拘泥于右肾的功能，而是一股肾间动气。它的兴衰与五脏功能相连，如暖脾、温肾、纳肺气等。而且命门之火只能适中，不足、偏亢均是病态。不同于世俗所讲的"生命力"，越旺越好。如此庞杂的内涵将这个概念撑得亦实亦虚，由此想到老子的"道，可道，非常道；名，可名，非常名"。"可道"，大概可与实证主义与科技理解相续接；"非常道"，则应从诗性、哲思等人文层面去阐发，而且对于研究个体来说远不能穷尽其例。由于二元思维向度的存在，中医的思维方式也不拘常规，逻辑方法，尤其是形式逻辑方面本来在中国就不完善，仅有相对发达的名学思想。相反，非逻辑方法却枝繁叶茂，"格物致知""由意达悟""内景返观"，涵儒，取道，惜禅宗，诸流脉皆汇于医道。使得中国传统医学不仅是一棵知识之树，同时又是一棵生命之树。所以每一位后来者，无论是要继承它，还是要批判它，改造它，首先都必须叩开这一扇"命门"，真正理解中国医学的杂合特征。由此看来，"命门"这个词具有十分强烈的象征意义。能"出入命门"不仅是一种智慧，一种境界，也是一个研究的前提。

　　○　今天，我们从"全盘西化"扯到"出入命门"，目的很明确，想通过对传统中医特征的认识与理解来把握当代医学的多元性、共生性，为中西医学各自的独立发展与沟通融合营造更为宽松的语境与宽容的学风。

中医百年：甄变与彷徨^①
—— 中国医学的人文传统与科学建构

□　客观地讲，中医的百年甄变算不上近现代文化史、思想史领域中的强光带，但它作为传统文化中一门关涉民生的应用技艺，与社会生活广泛关联，且其学其术脚踏义理、实用两端。所以它的命运恰似一面巨大的文化透镜，聚敛着百年来中学与西学、传统与现代、科学与人文、民族主义情绪与科学主义思潮、农耕文明与工业文明、都市化与田园情结等各种冲突与张力。从这个意义上讲，它是一个文化标本，值得从文化史、思想史角度作系统的审视与清理。今天的对话只是一些即兴的"眉批"与"脚注"。

○　我们今天在这里谈论中医，首先要清楚的是哪一个"中医"，因为"中医"这个词是"中国医学"的缩称，而从地理概念界定的术语不是凝固的，必然伴随着时代的变迁而变化其内容。当然，这种变化可能是结构性的、本质的，也可能只是知识容量与表述方式上的。所以，严谨的表述还应该在"中医"前面加上时代的限定，可分为古代中医、近代中医、当代中医（20世纪中医）。这几个概念的本质差别在于其知识的纯洁性方面。18世纪之

① 本文为1999年世纪之交前夕作者与广州中医药大学邱鸿钟教授的对话，文中□为王一方，○为邱鸿钟。

前其纯洁性相对高一些，可理解为"自然哲学传统加经验主义积累"特色的传统医学。而近现代的中医则必然顺应东西方文化大撞击、大交流的潮流，走向杂合与多元。严格地讲，"20世纪的中国医学"不仅只包括传统中医的部分，还应该包括源于西方，但如今在中国落户，被相对本土化的现代医学，以及中西医学在沟通中部分融合的创新医学。也就是说它容涵了常说的"三驾马车"（中医、西医、中西医结合）。同样的情形是，"20世纪的美国医学"也包括已经相对普及的源自中国的针灸医学。

　　□　说到这里，我们应该关注近代科学演进的一个趋势，就是"地域学科"的逐渐消失。在今天，"科学无国界"是一个常识。因此，当代数学谱系中只有一个"阿拉伯数字"的符号概念，而绝找不到"法国数学""美国几何学""荷兰代数""德国数论"之类的体系与类型概念。这一点不同于人文学科，譬如日本文学与美国文学相异，法国绘画与中国绘画各别。科技领域里却偏偏有一个顽强的"中国医学"概念的存在，实在是一个特例。它说明中西医学的整合程度尚有一定难度，也说明中国医学具有较浓的人文特征。对待这一特征的存在，人们有两种立场，一种是"纯种马优势派"，一种是"杂交稻优势派"。前者唯"纯"，后者尚"杂"，都有相当的道理，免不了相互争吵，谁也说服不了谁。我倒希望各自坚持自己的主张去发展，不要也不可能既要"纯"、又要"杂"这类的调和立场。在我看来，砸碎传统的大革新家与坚守传统的大保守家都值得尊重。尤其是在科学革命学说盛行的今天，要充分尊重文化守成主义者的选择实在不容易。当然，也应该警惕两者的迷失。我们既不能用知识进化论及科学主义眼光来宣布传统的低劣与死亡，也不能用哲学循环论、历史的钟摆律及民族主义情绪高谈传统的优秀与新生。

○　20世纪中国医学恰恰处于文化激进与文化守成的漩涡之中，知识的激增、观念的激变、情绪的激荡导致传统的误读与误解，最后做了一锅历史的"夹生饭"。夹生之处就在于将中西知识之别，科学与人文学说之异完全等同于新旧之争，而价值判定上又推衍到"科学与玄学""优与劣""先进与落后""文明与愚昧"的向度之上，水火冰炭，龙虎争斗。甚至还闹出在1929年启动政令程序"废止中医"的极端事件来。当然，迫于各方面压力及中医界的抗争，这项政令流产了。但是事后我们未能从思想史意义上、文化史意义上予以清理与反思，不免有些遗憾。

□　发生在八十多年前的这桩政治公案本质上是一桩思想文化公案。如果说"废止中医"政令出台是果，那么"因"在哪里，又是什么呢？我想可以分两端来说，一端是群体之因、社会之因，一端是个体之因。当时的中国被迫开放国门已近百年，西学东渐已成大势，在此前十年发生了五四运动。撇开其救亡意义，其启蒙意义在于通过反传统来弘扬科学与民主。既然万世师表的孔家店都可以打翻，可以批判，又何况以黄老思想为轴心的中医学理论体系呢？发生于该政令出台前五年的"科玄之争"的大讨论实际是"五四"思想启蒙活动的继续，吸引了几乎中国全数的知识精英参与论争。论争最终没有决出理性的结论，但就阵容、气势与说理的知识性、逻辑性而言，科学派占据绝对上风。这种格局直接影响知识界对作为传统文化支脉的中医学与术的立场与姿态。可以说，它为后来医药行政决策者确定"废止中医"或"废医存药"政纲提供了思想与舆论依托。打倒"玄学鬼"嘛，没什么不对。

○　说到"科玄之争"这场论争与20世纪中医命运的话题，我觉得有必要"设专题""挖深井"。丁文江的"科学万能"与梁启超的"科学文明在欧洲的破产"是一个对子，属于科学观这一层面的命题；而丁文江的科学方法优势论与张君劢的人生观方法（实际上是传统的人文方法）的差异论又是另一个对子，属于方法论层面的命题；包括对逻辑方法、实证方法、实验方法的评价以及是否有非逻辑通道的存在。人类认识方式的复杂性与唯一性、正统与异端的讨论在西方近现代很热闹。照今天多元、宽容的学术氛围来看，我看还是不应该把非正统的路子全都堵死。包括中医学的"取类比象""由意达悟""内景返观"等通道，尤其是使用先贴上"玄学""旧学"的标签，然后打倒这种简单的手段。当然丁文江先生并非只有打倒一招，还有"收编"，即整合的一招。譬如他将一些他视为合理的、传统的人文学方法统归于大科学方法之中，就像如今的科学分类也包括社会科学、人文科学。不唯只是理论科学、应用科学、技术科学一样，科学成为一切真理及认知真理方法的总汇，一条超级"大麻袋"，这样一来是否也有内容泛化以及容易滋生科学主义思潮的弊端，可以讨论。在我看来，这个世界很丰富、很精彩，有"科学"，也有"非科学"，还有"反科学"，都不是坏事情。科学精神不是讲怀疑、批判嘛，一切正确的东西，一切真理都归于科学，怀疑、批评不就失去了支点了吗？如果说有一个反面角色"玄学鬼"的话，那应该是"伪科学""迷信妖术"，而不应该是类型有别的非科学门派及其言之成理的反科学营垒。

　　□　"科玄之争"中的"第三者"陈独秀当年注意到这个分类上的问题。他在《科学与人生观·序》中举例说出了张君劢遇病求医的三种选择，玄学的选择（张的家族）是求符咒仙方；中间的选择（张本人）是求汉医；科学的选择（丁文江）是看西医。而中医学的方法大致是直觉、综合、个案列举的，在陈独秀那里是应该留下来研究的内容，不应该一概推到玄学圈内。陈独秀的良苦用心还在于缩小丁文江所说的"玄学"的外延，反对横扫一切，打倒一切，从柏格森的哲学到陆王心学。其实，玄学一词如不加"鬼"，亦有多重理解，中国人有"玄妙"一说，即"妙不可言"，超越凡常的妙。当然，大多数情况下是指玄虚、虚妄、荒诞之类。但如果执着于玄虚之说研究的主体不是江湖骗子，而是书斋里的学者，这份玄虚之学的探讨也应该受到尊重。所谓唯心主义思想、认识体系与方法也不尽是"不结果的花"。再说中医既是学又是术，术之有效，引领之学即便有唯心的成分也应该研究，那种必须事先将其强拽到"唯物"阵营之内才能研究的做法不是客观求实的态度，而且自欺欺人。

　　○　关于"科玄之争"还有许多话要说，咱们还是先说说个体方面的原因吧。1929年，废止中医的事端与一位"大人物"有关，即早年为铁血革命家，革命成功后身居高位，到后来又沦为大汉奸的汪精卫。当时北伐刚刚成功，建都南京，汪精卫当时还在武汉。据当时抗争组织者陈存仁先生回忆，汪精卫到处做演讲，大谈日本的明治维新。第一件事就是废止汉医，中国要效法日本改革，就要废止中医。在他支持下，由余云岫起草的提案中这样写道："今日之卫生行政，乃纯粹以科学新医为基础，而加以近代政治之意义者也，今旧医所用理论，皆凭空结构，阻碍科学化，旧医一日不除，'民众思想'一日不变，卫生行政一日不能进展。"云云。汪派言论的错误在于把中医理论与科学启蒙对立起来，他们的中医观与废止举动完全是一种政治姿态，一种照搬日本变革办法的盲动（就汪本人的求医行为来说，并不排斥中医，尤其是晚年）。稍稍了解一些日本近代史的人定会知道，在日本采取废止汉医的举措是中医与荷兰医学龙虎交争的反弹，应了《红楼梦》中的一句谚语："不是东风压倒西风，就是西风压倒东风。"1849 年，阿都伊世守发布了《兰方医禁止令》。1858 年霍乱流行，汉医治疗不力，将军德川家也传染此病，幕府无奈又发布了《兰方医解禁令》。1883 年，西医势力大增，把持卫生行政，发布医师开业规则，并未明令禁止，但严加限制汉医，规定年轻（30 岁以下）汉医需加考若干西医科目，强令其研习西医知识，称之为"软刀子"扼杀，但这种集体参学西医的行动又有中西医沟通的意义。再说力倡废止中医的前台人物余云岫是一位名医（留学日本）而不是一位职业政客，虽然他废止中医的主张错了，但他有别于汪精卫，他曾花气力研究过中医典籍，写过《灵素商兑》《医学革命论》等学术论争与政治狂言参半的书。于他似乎不能简单对待。我的意思是要系统地研究他的著作，厘清其思想与学术脉络。

　　□　你说到中医的命运与近代史大人物有关，我还想补充几位。一是孙中山，他是香港西医书院最早的毕业生（仅两人），尽管他们思想倾向有鲜明的民族主义色彩，但其个人求医行为却是偏嗜西医的。他直到肝癌晚期才在宋庆龄等人的劝说下接受名中医陆仲安的侍诊。新文化运动的几位主将，如胡适、鲁迅、周作人都曾经对中医不恭，一方面是因为其留学生身份，知识、价值背景与传统中医相抵牾；另一方面是早年的经验，如鲁迅幼年时有为父亲肝病求医的经历积淀，以致周氏兄弟谈论医药的杂文中都少不了嘲讽、针砭几句中医。这对世俗学风与价值观有一定的示范作用，也就是今天所说的"名人效应"吧。

　　〇　挑战并不可怕，问题是如何清醒、理性地去应对，这方面有许多值得反思的地方。譬如，迎击科学"长矛"的两块"盾牌"就缺乏谋思，显得无力。一曰"我是国粹"，二曰"我也是科学，而且正为进一步科学化而自我更新"。先说前者，20世纪20年代初，"孔家店"被"砸烂"，传统文化受到挑战，中医界当以"国医"相称，以表示其国家医术的正统身份，类同于国语、国文、国旗、国徽、国术、国戏。1929年《废止中医提案》起草时还颇为顾忌，于是改为"旧医"，暗喻落后，必须被淘汰。但是，国粹的声望日益疲软，甚至被人视为必须提请国家给予政策性保护的孱弱科目。国粹的命运不济，自然有其深刻的社会文化背景，其中最基本的是以西方知识体系为主体的现代普通教育的推行。从商务印书馆第一套新式教材取代私塾经卷迄今不过90年光景，国人的知识结构、价值体系与行为模式却已大大改变，使得"京剧""国画""中医"等国粹成了西学汪洋中的几座文化孤岛，不再是必然的选择，而是多元社会世俗生活的或然选择。譬如人们的求医选择，选择中医或西医，最初都是随机的，但西医现代化程度的扩展，机构与规模的显要，说理系统、语码与生物常识的契合很容易形成选择优势。当然，过分分科、冷漠服务、药祸等因素也会赶走一些病友，使他们在二次选择中优先选择中医。其次是各自的疗效优势，选择的天平朝着优势一方倾斜，久之可以形成一种求医惯性，如急病找西医，慢性病、疑难病找中医。中西医之争本质上是市场之争。而且市场占有与学科地位互为因果。坦率地讲，在这种消长中，中医一方失落感更多一些。

　　□　一个世纪的近代化、现代化过程撩起的不仅仅只是几位中医大夫心头的失落感，而是整个社会生活的变奏与重构。在今天，带有民族识别特征的象征性的大众符号除了汉语言、方块字之外，恐怕就只有听京戏、看中医、练书法、习武术、收藏国画寥寥几项了。在这样一个社会急剧转型的文化氛围中，高谈"国粹"就显得有些不合时宜。除了前朝的文化遗民，哗众取宠的政客，作为社会知识阶层的主体，无论是文学新军、科技英才，还是人文社会学者，都不会以"国粹"、文化的纯洁性来确定自己的价值坐标或行为准则。当然，中国地域辽阔，政治、经济、文化发展不平衡，在偏僻的农村，还有许多乐于接受诸如"脾寒胃热""寒包火""邪伏膜理"等说理形式与内容的朴实乡民。

　　○　在论争中坚守并发展的传统中医最忌讳的指责便是"不科学"，以及由此派生出来的"唯心论""封建迷信""玄学"。办法之一是理论上、哲学上申辩自身的科学性、唯物论、辩证法；办法之二是引进现代科学手段、技术论证中医指标、观点、方法的客观性、可重复性、群体性。承认中医是一门科学这个大前提，那么它就应该而且可以用主流的自然科学的方法加以研究，它的概念、命题等理论成分和诊疗方法与技术也就应该而且可以被公认的科学标准和研究程序加以检验。现代医学即是遵循这一规范建立起来的知识体系，于是，现代医学的方法与指标常常作为衡量中医药现代化努力进程中学术研究的金标准。但是数十年过去了，依照这种现代化思路建构的科研工作没有取得"熊掌与鱼"兼得的成果，相反还形成老中医不认同，对提高临床疗效无助益这样一种龙蛇皆非、无功而返的局面。于是，人们开始追问中医学的基本性质，中医学是科学吗？如果是，它又是什么意义与理解层面上的科学呢？

　　□　这种怀疑由来已久。几年前，旅美学者聂精葆曾著文提出摒弃"是科学则存，非科学则亡"的一元价值观，走出科学主义的阴影，以历史的实践为准则重新发现和认识中医，尤其应重视被主流医学遗忘的中医人文传统的挖掘、整理和重建。因为中医存在和发展的优势恰恰在其类型上的"差异"与方法上的"逃逸"，正是这种差异与逃逸构成了对包括生物医学在内的近现代医学的挑战。这之后，就 20 世纪中国医学思想史的开掘以及"人文传统与科学建构"的张力，我力图把它确立为具有思想史意义的理性坐标与认识范畴，并由此揭示 20 世纪中国医学的思想流脉与特征。

　　○　笼统地讲科学与人文的张力还不足以揭示出中医的本质特征。在我看来，科学精神的世界普同性与认知方法的多样性应该区别开来。由此可以界定中医学在本质上认同与接纳科学精神，但生长过程中缺乏西方意义上的科学方法（包括形式逻辑方法、数学方法和实验方法）。中医学的方法主要是哲学的、个性顿悟的、类比的、生活与临床体验的，其核心是以人为中心，从个体的经验开始，以经验作为判别和理解一切事物真伪、价值的标准。如果讲类型意义的话，中医是科学精神与人文方法的结合体。认清这一点既有利于用科学方法来研究中医，也有利于保持和挖掘中医独特的思想精华。在研究中，不迷失，才不会把认知问题混淆于本体论问题，把逻辑问题误认为实在论问题；把文化差异错当自然差异，把方法差异当成客体差异。

　　□　对中医特质的把握是一回事，当代中医的发展模式是另一回事，我看不能混淆。譬如您讲中医学是当代科学之林的另一种范式，是科学精神与人文方法结合的典范，并不等于日后的路依然朝着这两个方向走。医学是人学，不是纯粹意义上的生物科学。研究也好，临床也好，教学也好，均有中西体系，人化、物化旨趣之别，但选择的姿态不同。一部分人主张"扬长避短"，以强化固有模式、惯性发展为策略；一部分人主张"拾遗补缺"，缺什么补什么，追求新的整合与平衡。两种选择之间存在一定的冲突。不是用"加法"就可以辩证地统一在一起的。另一方面的问题是科学与人文、人化与物化、中学与西学的通约与互洽不容易解决。打一个通俗的比方，油画画在坯布上，国画画在宣纸上，如果挪一下材料把油画画到宣纸上，把国画画到坯布上，结果会怎样呢？或许是两败俱伤，或许是新画种的诞生。

○　陷阱与出路总是共存的。20世纪中医学的嬗变与发展无疑是一次文化突围，必然要付出相当的代价。我不大同意一些学者对中西医不可通约性的夸大其词。"通约性"也是一个历史的命题，在18、19世纪西方医学紧紧拥抱形而上学及还原论法则的时代，中西之间的通约性相对差一些，但在系统科学蓬勃兴起，文化、学术背景多元，人们普遍注重跨文化、跨学科沟通与交叉整合的时代，这种通约性就会大大提高。如果今天仍然将中西医的分野类同于芭蕾舞与京剧的关系，无疑也就堵死了中医更新的路子。使得中医的现代研究只能在文献整理、老中医经验继承、教材版本翻新等有限的空间里踏步，不仅理论上不会有创新，临床也会日渐滑坡、萎缩。这不仅是中医界，也是文化界不愿接受的局面。

□　考察百年来的中西医关系实在是一件很严谨的学术工作，对通约性理解的变化只是其中的一条线索。其本质是对跨文化生成的两大医学体系差异的体验与认识，当然还夹杂着情绪化、偏激、功利、浮躁等阶段学风的裹胁。如今，我们已经进入21世纪，理性、从容、宽容地抚摩过去的百年，是思想史学者的使命。但思想史命题完全可以借助世俗的隐喻来表达、诠释。由此来说，中国医学前50年，甚至还可上溯到19世纪，时代舞台上演的是"风马牛"与"龙虎斗"；后50年历史大幕上绘的是"双峰并峙，二水分流"图，同时还调了一壶"鸡尾酒"，嫁接了几株"苹果梨"。"风马牛"是不相及，"龙虎斗"是论争、对抗，

"二水分流"是独立发展，不必多费口舌去解释。引人思考的是"鸡尾酒"与"苹果梨"，它们都是一种文化上的兼并、融合，但很显然境界有别。前者是形合，阿司匹林加白虎汤；后者是神合。"小夹板骨折固定法"，讲的是动静结合，机理上已融为一体。对未来世纪与未来世界而言，"苹果梨"的意义更具现代性。如果说中西医学通过"苹果梨"的方式完成人文传统与科学建构的整合，那么，中国传统文化的创造性转换也就找到了钥匙。这不仅是中医的新生之途，也是中国文化的新生之途。

另一条迷途

—— 科学主义与 20 世纪中医答客问

在今天，应当如何看待科学主义及其在 20 世纪的泛滥？

科学主义不是一种通常意义上的哲学体系或社会思潮，而是人们对近现代科学技术本身的宗教式的信仰。它强调科学知识是唯一可靠的人类知识，科学方法是获取真理的唯一方法；主张科学技术具有几乎无限的社会功能，发展科技是解决种种社会问题的唯一药方。随着西方科技文明在全球的扩张，科学主义和伴生的技术崇拜已成为一种世界性的社会文化现象。在传统中国社会里，"巫医乐师百工之人，君子不齿"。自近代以来，随着"洋务派"对坚船利炮的高度重视，五四新文化运动对科学的大力倡导，"科玄大战"中"玄学鬼"的全面败北，国人对科技的态度从不齿的极端走上了视其为上帝和救星的另一极端。欲研究并重新审视 20 世纪中国思想文化，包括医学的发展，绝不能忽视科学主义及其正反两方面的影响。

科学主义笼罩下的 20 世纪中医的命运如何呢？

一个多世纪以来，关于如何对待传统中医中药，出现了许许多多相近似或决然对立的口号和运动。从中西医汇通、保存国医、中医科学化到废医存药、废止中医，从中西医结合创立新医学到中医规范化、中医现代化，不一而足。与 20 世纪中国思想界一致，这些口号和运动的倡导者和支持者均使用着一同价值标准：即用近、现代科学作为标尺来评判传统中医，鲜有例外。废止中医论者谓中医不科学，力主废除；而维护中医者不仅强调中医是国粹，是好东西，好东西大多是科学的，或者说包涵了科学的因素，也可能是更早的科学，在某些方面比西方近现代科学还要科学，理应大力发扬。纵观中医自马王堆医书以来的历史，20世纪中医最突出的特征是：用近现代科学的概念、方法、技术手段以及被称为"科学的"哲学原理阐释和发展传统中医。如果历史存在进步的话，这可以被看成一种巨大的历史进步。

中医是科学吗？中医不是科学意味着什么？

"中医是科学"已经成为一个不言而喻、毋庸置疑的命题，但目前的种种论证并不充分。事实上，中医的理论和方法与近现代科学理论和方法存在着许多本质的不同，甚至不可通约。科学主义认为科学与不科学之间的界限决然分明，前者代表进步、文明、真理，后者则等于愚昧、落后、原始，故人类的各种技艺和全部知识都应该而且必须向科学看齐，使之成为科学。换言之，是科学则存，不是科学则亡。这一典型的科学主义信念正是"中医是科学"这一命题的出发点。其实，科学知识只是人类知识中的一种，许多不是科学的知识和技艺如哲学、艺术、诗歌等对人类生活同样"有用"，并不可缺少。所以，肯定并强调"中医不是科学"（准确地说，中医不仅仅是科学）并不意味着应当废止中医。恰恰相反，中医存在和发展的理由恰恰在于其与近现代科学的不同，正是其差异性构成了对包括生物医学在内的近现代医学的挑战。当下，我们必须大声呼吁走出科学主义的阴影，以历史的实践为准则重新发现和认识中医，而这样做首先就应对被20世纪遗忘了的中医人文传统进行挖掘、整理和重建。

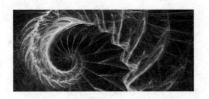

辑三

读书与评述

中国医学应该如何诉说历史？

—— 由陈邦贤的《中国医学史》谈医史学的思想沉寂

  读中国书与外国书的体验是不一样的。外文原版书，"原装进口"，原汁原味，但精通外文的人不多，大部分人只能享受译作，读译作其实也能得其精髓。依我个人的一点阅读经验，读中文译作常常能领受到某种凌空感、搏击感，仿照艾塞·柏林（Isaiah Berlin）的"刺猬""狐狸"说法，暗自喻为"鹰性"与"狼性"。以科技史著作为例，西方人写的科技史有一种强烈的问题意识，擅长捕捉问题，并将问题尖锐化，刻意去寻求学术冲撞，在语码、概念方面尤喜标新立异，于行文谋篇不拘俗套，每每"胡闹"……这方面的例证很容易找，如库恩的"科学革命的结构""范式"概念，波普尔的"证伪学说"，巴特菲尔德对"辉格史观"的鞭笞，李约瑟"中国古代有无科学"难题的寻解。以动物性来比喻，实是一帮"撒野"的史家，写出了一批"食肉"的科技史。相反，在我有限的阅读范围内，中国本土的科技史研究与著述不能令人满意。宏观地讲，佳作寥寥，大部分的专集属于"鹦鹉党""拉磨驴"之类，饶舌重复，顺着别人的问题圈子打转，学风、文风沉闷，文章条理缺乏激情、缺性格、少棱角，读起来深感有知无识，有述无作，有理无趣。平心而论，不是作者不勤奋，他们在材料的搜罗、观点的推求上都曾花费不少心力。但论文章，终归缺少点精气神。按理说，科技史这门学问生长于"五四"之后，"赛先生"早就自门外跳到院墙里面，科技史著作本是那种学无分中外东西的科目，为何像慧根、"野性""胡闹"这类治史姿态未能引入门来？我想不妨作为一个问题拉出来讨论，但本文我们只限于讨论中国医学史的话题，就聚焦于此吧！

在我看来，治中国医学史，现代意义上的文本当推陈邦贤1919年编成的讲义《中国医学史》。该书1936年修订后被商务印书馆收入"中国文化史丛书"。若将它与其他专门史比较，是相对粗糙的一种。原因是研究的背景单薄，没有太多可资总结、归纳的成果，所以只是把姿势与框架拉开了。该书上半部为粗线条的编年体通史，下半部是专题性质的疾病自然史，而许多细节叙述是一些研究线索和文献目录。与其后的医学史相比，该书只能算得上一部史料集。但作者于编史理念上倒不是没有思考，其例言、绪言都写得很精彩，如实表明了作者对医学史的理解。譬如他提出应遵循知识进化论的原则，应从时序、专题两个方面去追溯。专题史可分为三类，第一类是关于医家地位的历史，第二类是关于医学知识的历史，第三类是关于疾病的自然史等，尤其要注重学术思想的演变，要关注时代文化精神、生存环境与方式的影响等。但陈先生只是设定了医学史腾跃的高度，他自己未曾跃过这个高度，随后的史家也未必跃过了。也就是说，在陈先生之后，医学史研究于史料钩沉上有长足的进展，于史学理念、视野上未能超出陈先生。但也应指出，陈先生这部早期医史专著带有明显的辉格史学（Whig History）的色彩。之所以这么说，原因有二。其一，作者将医学史的基线划定为"由玄学的医学进而为科学的医学"①，而医学著述的目的在"宣扬文化、提倡科学、整理国故、复兴民族"，难免在进化与进步的旗帜下全力注意表面上是现代的观念与活动，而不具体地去深究其所处时代的重要性、特殊性。其二，陈先生常常使用当今的认识、价值标准去评判历史，而不是努力重现历史上医学思想、学术的各种命题与价值支撑，将一些被取代的，在当今视为不尽合理但在当时的学科建构中发挥重要作用，甚至今天还在闪耀着奇诡辉光的观点、概念、方法隐去，如"内景返观""由意达悟"等道理和命题都未见提及，且将"阴阳五行"简单地等同于迷信。不过，如同英国科学史家怀尔德（C. B. Wilde）所言："科学史也许不可避免地仍然是'辉格'的。"陈邦贤先生虽然有某些辉格史学偏向，但总体而言，陈先生立论仍较为公允，在科学与传统之间取兼容的姿态。一方面要"同情于科学的医学史"，不应"以为吾国已有数千年医学的历史而故步自封"，另一方面要避免"一切都是外国的好而数典忘祖"。要做到这一点并非易事，因为"到了晚近，西方挟其科学的物质文明来向中国进攻，于是中国又陷于极度的混乱，中华民族因此对于自己的一切都发生了怀疑，失去了民族的自信力，于是有民族主义的倡导（实为一种心理反弹），东西文化的论争②，其结果不出于民族的自觉与科学的认识两途，医学上所受流变的影响至为重大"。

我们应该佩服陈先生的洞察力，他将中国医学的当代境遇把握得如此准确，或明或隐地道出了穿行于启蒙与救亡双重变奏之中的医学史迷失，或滑向科学至上，或滑向民族主义，或兼而失之，历史哲学家们称之为"二律背反"现象。一方面将今人的

---

① 这个评价受"科玄之争"的影响很深，待商。
② 指 1924 年的"科玄之争"大讨论。

科学概念、学术理解、价值尺度强加于有鲜明人文主义特色的中国医学沿革之上，事实上抽掉了中国医学的本土学术精神；另一方面又深陷于民族主义的遮蔽与泥淖之中，将中国医学史中某些"天才预测"与"潜科学假说"夸大成理性结论或成熟的发明。典型的例证如将《内经》中关于人体营气循环日行二十五周、夜行二十五周、五十而复大周的记载视为"血液循环理论"的原初创立与发现，把唐代《新修本草》这类官修药书视为正式的药典，把李时珍《本草纲目》中的分类思想说成是现代植物分类学的鼻祖，以此来与哈维的"血液循环"理论、《纽伦堡药典》、林奈的"科学分类理论"争发明权，比贡献高低。我并不反对做医学史的比较研究，但我始终认为实在不应该提倡将严肃的历史研究充作"爱国主义教育"的材料，用一大串虚实不明的"世界之最"去取代医学思想演进规律的开掘，那类历史文本不仅是"辉格"的，而且是庸俗的，除了能在青年学生中培植一点虚妄的自尊之外别无其他积极的意义。这应当引起严肃的医学史家们的警惕，因为医学史的学术价值是独立的。

客观地讲，中国医学史的研究与著述不仅未摆脱辉格史学的纠缠，而且还只是在"史料篓子"与通史叙述范式里徘徊，近年来不乏有一些新作由知识史向学术史攀缘，但始终未能产生思想史建构与境界的大作品，甚至还缺乏某种对思想史的向往与焦虑。在我看来，原因有二。原因之一是由于中国医学特有的理论轴心——早期自然哲学（如《易经》中的辩证法、阴阳五行、气化理论）的思辨性、哲理性很容易让人们产生一个错觉。中国医学的思想史应该由医学哲学家来完成，更多的史家将医学哲学的成果与著述视为医学思想史的文本。应该说这种理解不无道理，但自然哲学与医学思想史毕竟不是一回事，不能完全等同。一方面哲学史是纯粹的精神史，医学思想是世俗的观念史，有虚实之别。另一方面是中国医学有庙堂山林之别。民间医学观念的演进与正统哲学的理论距离很大，即使是主流医学的发展也自有个性。如上古的医学四分天下，分别为医经派、经方派、神仙派、房中派，其支脉的学术流变有隐有显，有断有续，有开有合，其多元歧路、乡土活鲜的程度远非自然哲学所能简约囊括得了的。原因之二是命题概念的混淆。什么是医学思想史？如今有两种高下迥异的理解，一种理解为医学思想的历史，一种理解为医学的思想史。治史姿态上前者显得客观一些，后者显得主观一些，但两者都需要界定其内涵。坊间流布的几本思想史大多遵从前一种理解来谋篇布局，行文立论。问题是这里所指的"医学思想"本是一个陷阱，它更多的不是指中国医学在当时的学术境遇中或原初的学理范围内固有的观念、范畴、信仰、核心概念，而是按照当下的学术构架与概念体系去回溯、推求当时的观念原坯。譬如中国医学中并没有充分发育的实验医学传统与成绩，但它不妨碍有人从历史文献中筛选出成堆的实验医学意识、方法、实例来，然后给它们戴上一顶顶的高帽子。操这种功夫的思想史研究近三十年成绩"斐然"，几乎形成一个"古已有之"学派。凡洋人、今人的创新，无论新观点、新学说、新学科，这类"思想史家"们都能断言不过是拾古人之牙慧，没什么了不起。于是又可以蒙头去睡大觉，反正发明权在我老祖宗那里。读者无须上他们的圈套，可以断言这类货色是伪思想史。

　　真正意义上的"医学思想史"是有着特定含义的。它是与"医学社会史"相对应的编史纲领，同时又是医学哲学中的历史学派所操持的学术园地，是"史"与"思"相互编织的医学科学的精神史、观念史。这类思想史通常是主观的，不仅有思想主体鲜明的概念、语码、范畴、叙事风格、总体把握及一般理解也是十分个性化的，品质上是自洽的、原创的。换言之，思想史是一种个人性思考与私人写作。由于中国本土的医学思想史的研究与著述相对滞后于洋人及其他学科门类，许多细节的、经验性的标准尚不能完整表述，留待真正的医学思想史研究成果浮出水面，当够水准的医学思想史著作面世之后，再作引申与批评亦不迟。话虽这么说，有责任感的医学史家仍在苦苦探寻，希望能从西方的思想史、相邻学科的思想史工作那里借鉴某些通则，觅得某种门径。但思想史的建构恐怕不能完全走"借船出海"的路子，必须立足于对现有史料的甄别、思考，从中开掘出一条思想甬道来。因此，面对医学思想史的迟滞现状，人们显得比较矛盾，一方面呼唤医学思想史佳作的出现，一方面又不敢太心急眼热，害怕一大堆辉格式的伪思想史纷至沓来。冒功领赏事小，砸了招牌，倒了胃口可是大事。

最后还想谈一下文体问题，因为写作姿态后面藏着思想姿态与学术风范。一位医学生可能无从选择地抱着教科书进入医学史，但一位医史研究者完全有权利选择某一文体来承载思想成果，表达、传播学理趣味。但医学史出版物的现状却展示着另一番无奈的境况，我想，整个科技史著作亦有相似的情形。从陈邦贤著的第一本现代文体的《中国医学史》至今的八十多年间，各种版本的医史图书不下五十种，但其中一大半是教科书，一大半属于编写作品而不是学术著作，一大半是集体作品而不是个人作品，主编的职衔可能高至部长，但明眼人一看便知是小鬼在捉弄阎王。剩下的那一小部分也应再作甄别，某些专著亦不过是教科书体例的同心圆放大。某些号称著述的作品全书找不出属于个人的思想颗粒，亦有几部虽个人署名但通篇在以"我们"的口吻说话，找不到"我"的声音，说了半天尽是大路货。义理、考据、辞章，依当年桐城派学究定下的陈规亦一无可取。更莫谈什么洋路数，或现代性了。二十多年前，我的一位学生告诉我，这类科技史"没牙"，这当然是戏言。但是，仅从文体角度考察百年医学史学术演进的大概，有两个问题是值得深究的：一是"教科书笼罩"，二是"我"的失踪。其实两者之间是相互联系的。客观地讲，教科书是一种系统、规范、权威的医学史文本，许多学者最初都是循着教科书的构架进入医学史领域的。再说教科书这种文体也并非绝对排斥个性。陈寅恪就曾对夏曾佑的《最新中学教科书中国历史》独加赞许，说"作者以公羊今文家的眼光评论历史，有独特见解"。中学教材尚且如此，大学教科书、参考书的空间理应更自由。但实际情形却很糟，"辗转抄袭"是通病，除此之外就是刻板，不仅体例刻板，语言也刻板。因此，历史的偶然性、悖论、多样性、鲜活性便丧失殆尽。通常的手法是以"我们"（公共性）的招牌来遮掩"我"（个性）的平庸；以习习相因，辗转抄袭来逃避原创。这类书籍大多千人一面，不痒不痛。但这种文体和叙史模式却在通过考试、出版等形式平静地转化为学生的思维模式与研究者的学术范式，其实是更为可怕的。

仔细想来，也不能完全指责教科书、参考书的编纂者，他们所依托的时代没有能够提供足够多的精神成果，中国医学史研究的大背景并不繁荣，让他们拿什么去修订补充教科书呢？当然，自身的原因也并不是没有，视野太窄，眼睛只盯着医学史领域，不曾左顾右盼。其实，近年来天文、地理、数学、物理等学科的思想史研究有诸多亮点，有不少上乘的思想史著作。此外，鲁迅先生当年对青年朋友的忠告："多读外国书，少读或不读中国书"。实行前半部分是有效的，至于后半部分，亦不是全然没有道理，只是当今的文化与学术境遇已大大变化了。今天的中国书也难说就是传统文化的代名词了，所以不能一概排斥。

批评辉格史观以及教科书情结，倡导读外国书，推动思想史层面的研究，还有许许多多的工作要做，目的都是为了中国本土医学史的建设，最终的实绩是一批经典性的医学思想史佳作的出现。但环顾四周，我又有些犯疑。我觉得不能迷信未来，未来是否光明完全取决于今天我们干了些什么，还想干点什么。

思想史与学术史的二元拷打

—— 从《走出巫术丛林的中医》谈中医学的
文化人类学特征

当庆幸近十年来中医学术界的宽容学风，人们可以自由地讨论"巫"这类的命题了。最初的探讨只是集中在通史层面，不少研究者论述了中国医学的源头与巫风卜雨有着不可离析的瓜葛，虽有人重提"医源于巫"的旧说，但大多数学人则以一种公允的姿态认可巫风属中医多元发生学的一脉。随着甘肃武威、长沙马王堆、湖北江陵张家山等汉墓地下医史资料的新发现与深入研究，事实上改变了中国医学轴心时期（秦汉之间）早熟格局的认识，展示出远比《黄帝内经》古朴、稚气且浅陋的早期医学面貌，其基本特征便是巫医兼容，相互渗氲。随后，一批学者穿凿历史现象去寻找更深沉的学术支撑点，以论证巫风伴行于中医生长的合理性与必然性。20世纪80年代末，在国内文化热背景下悄然兴起的《易经》研讨热虽未径直谈论"巫"的命题，但究其核心概念不出"象""数""卜""筮"，当隶归于巫流之脉。尽管各种议论见仁见智，时有偏颇，涉及面较为杂泛，有思维规律、特征（认识论定位）、文化史背景（民俗、宗教、神话层面）的阐释甚至跨文化比较（文化人类学参照下的区域特征的描述与知性透析）研究等分支，但这些探讨无疑为"巫"的哲学与文化内涵及其根由的开掘提供了许多新的学术生长点，使得这一命题的研究由通史层面跃迁到学术史层面。在我看来，学术史研究中如果不融入思想史的观照，易于板结和黏滞，因而学术史攀缘的超然境界应该是思想史层面的洞悉与彻悟。

何裕民、张晔的《走出巫术丛林的中医》算得是这一领域研究的厚重工作，读完之后，让人感到心中有几分豁然。关于书名《走出巫术丛林的中医》有两种或更多的理解。我们姑且可以用标点的方式来区分。作为坦然的结论应该画上句号，而作为无解的悬题则应该画上问号。不同理解的条件是对"巫术"这一名词的不同界定。偏于"术"（形而下）一端，"巫"是一种装神弄鬼的原始宗教仪式，一项袭古循旧的民俗节目，一类虚实莫辨的心理（祝由）治疗术式。它的神秘、荒诞以及由此而生的威严与诱惑随着历史的递进与理性的冲刷，如今早已逝去。对于现代文明人群来说，它旧日的荣光不再闪耀。当然不排除改变包装后的仪式仍具有煽情和蛊惑，带有明显巫术思维形式与表演痕迹的某些气功骗术便是例证。偏于道（形而上）一端，巫如同诗的风、雅，浸淫着一种浪漫、奇谲的机智，代表着一种非科学的智慧与原始思维惯性（唯科学主义者不接受这一认识，他们认为科学界碑以外生长的都是迷信）。哲学上大概可归属于客观唯心主义的心智神游，它的认识起点发端于个人或群体的生活体验与取类比象的推衍，中介动作是以"玄"为特征的由意达悟式触通和非逻辑思维跃迁。它的诗性智慧肇始于活鲜的心灵感觉，类似于审美、辨善的过程，尽可能摆脱知性与理性的污染。从某种意义上讲，它消解了真、善、美之间的鸿沟。因此，一切规则都是活套，而不是死结，一切理论的阐释都显得主观和随缘，表现出因人因时因地而异的灵活性。譬如书中详加诠释的"气""阴阳""五行""经络""命门"都是一些虚虚实实的代数式符号，是概念，又是范畴；可有形，可无形；是物质实体，又是功能状态；老子谓"名，可名，非常名"，其意在玄（在这里，玄是一种曲观的空间），妙由玄生，玄妙相参。正是由于这一认识传统的合理性冥冥之中与许多卓著的临床疗效结合起来，构成一对对难以证实也难以证伪的"珠结"（褒与贬都言之成理，但终难决出高低）。这一生于玄、终于妙的境界从本质上讲是中国医学人文性格的内核，如今又一俟成为现代医学科学虎踞龙磐阵营下能与之并峙的对应物与挑战者，也是医学科学不断寻求滋润与活力的源泉。从这个意义上讲，作为"道"层面的"巫"是一种"藐视科学"的不羁与孤傲，是一种不断试图颠覆"现代意识"的"后现代"向往……由此推出的与其说是一大块理论疑云，毋宁说是一个硕大的思想史黑洞。

作为一次历史与逻辑双向伸展的学术建构，是一项坐冷板凳的艰难盘桓。五年寒窗，作者把一部医学史中巫术由主流沦为支流末节，巫韵由显学归潜于隐学的过程及亦虚亦实的认识特征分析得淋漓尽致。阅读中时常感叹其学术资料甄别的缜细与驾驭的自如，理性层面开掘的精深与见解的独到，凭我胸中那点学术底蕴实无力去挑刺辨伪。但书名与内容之间似乎有些悬，书中详述巫术流变的走向侧重于"如何走"的动态衍化，而书名上的"走出巫术丛林的中医"更像一个结论性宣言。中医与巫术之间的脐带何时断开，分野的标志依据是什么，作者的论述未曾澄明，也未煞尾，显得既不理直气壮，又不慷慨激越。再者，恕我抬杠，非得"走出"吗？对于中医学未来的走势，不妨多设计一些可能，九九归一，被现代科技"招安"，不失为一正途，但恪守个性，"标旧"立异无疑也不失为一种有意义的选择。而且，西方人类学风云际会，正倡导文化寻朴究根，闹"多元暴动"，我们又何必自剪旁枝去强求一统呢？当然，这一问题是基于"形而上"而发的。"标旧"不是把祖宗的灵位供起来续香火，而是不断地给它以现代阐释，尤其是思想史层面的敲击。因此，恳请作者和读者切莫一顿乱棍把我打入"抱残守缺""倡导迷信"者之列。

由《走出巫术丛林的中医》，勾起我关于医学史研究与写作的随想。近十几年来，很少能读到有思想内蕴和个性的医史著作了，绝大多数的医史出版物是各类教科书。绝非危言耸听，医学史拘于教科书的笼罩之下是思想枯萎、学术贫困的征兆。尽管对初学者来说，教科书功不可没，但要作操练思维、磨砺见识与慧根的日课，教科书就像一锅无油盐的清汤，寡然无味，缺乏理性的冲击与诱惑。这就引出两个现实的命题，一方面是改进教科书的编纂，增加其思想史与学术史含量；另一方面呼唤更多的医学史家能跳出教科书的藩篱，挎上您的资料篓子，同时别忘了带上您的思想匣子，写出真正有理性光芒的作品来。作为读者，我将为它喝彩。

"黄帝的身体"与"艺术的别方"

—— 费侠莉的《繁盛之阴》与中医学的价值

近些年，不断有中医在海外火起来的报道，还有人将之上升到"民族振兴"的高度，这与近日里国内某些好事者在媒体上作秀弄舌，围剿中医恰好形成一个映照。其实这两档事件都未必有什么特别的对比意义。因为，无论如何"热"，中医在海外也还是边缘的"自然疗法"（或称为"顺势疗法"），在西方实用主义的医疗保健语境中，仅取法其"有用""有效"，而未必师其"有理""有根"。而围剿斗士们也正是纠住中医"理""法"有别于当代主流医学的标准而大加挞伐，甚至连"有用""有效"的基本事实也要一笔抹去。缺乏最基本的实事求是之心，却标榜他们在捍卫纯种的科学，实在让人啼笑皆非。殊不知，拿纯科学的戒尺跑到医学地盘上来"肃反"，犯了常识错误。即使在西方学术语境中，医学也不是什么纯粹的科学，尽管基础医学在当代理、化、生各科的催化下越来越"科学化"了，而临床医学却始终被归于"技术＋艺术"。现代医学暂且如此，又何以去苛求中国人文传统土壤上生长起来的中医呢？

对待中医的学术态度，民族主义与科学主义的道路都是误区，必须走"第三条道路"，那就是"人文主义"的研究姿态与方法。来自美国南加州大学历史系的费侠莉为我们做了一个十分漂亮的示范动作。这位对中国社会、文化抱着强烈兴趣的美国老太太早年曾在北京大学讲授美国史，继而聚焦于"中国女性道路"的研究，由女性革命史、社会史，到文化史，一路走来，风光无限，不经意驻足于中国医学史的范畴，挖了一口深井，撰写了《繁盛之阴》。该书采取社会生活史，女性主义视角，而非纯粹技术史的方法，通过对宋明两朝理学压抑下女性俗世生活的分析，以及杂病遮蔽下中医妇科的成长，透视了中国医学特有的女性躯体认知，生理、疾病理解与治疗学说。同时，也找到了深入解读中国医学学术性格的钥匙。在她的研究中，坚持从史料细节中捕捉话题，极力避免玄妙的哲学论证与二元范畴演绎（如传统与现代，科学与迷信，东方智慧与西方霸权等）。她认为"不加批评地接受传统是危险的"，反对以"辉格史观"来研究传统中医，主张回到女性的医疗"生活"之中去寻找"微妙"。因此，在她的书中，复活了许多医学典籍与医案记录中的细节，这是一部具有独特研究径路与角度，"洞小识大"的文化史力作。

不得不惊叹费侠莉非凡的洞察力与领悟力，她秉承李约瑟之后海外研究中国医学的"内在论"策略——从中国本土文化的概念框架及其叙述者的文化假设，来解释中国医学的特质。首先发现了一个理解、解读中国医学奥妙的大前提，不同凡响的"躯体模型"与"认知模型"，她称之为"黄帝的身体"（中国人独特的躯体理解）。这个以中华始祖轩辕黄帝命名的"身体"不是"希波克拉底"（古希腊医学）的身体，也不是"盖仑的身体"（古罗马医学），"达芬奇的身体""维萨里的身体"（文艺复兴时期解剖学精密化描述的医学），也不可能是"魏尔啸的身体"（细胞生理与病理分析的医学），更不可能是"沃森、克拉克的身体"（双螺旋与基因层面研究）。"身体"不同，解释的向度与理解的径路就迥然有异。隐藏在"黄帝的身体"里的思维密码，既有医疗思维，又有养生思维；既是现象的世界，也是体验的世界，还是臆度的世界。一部《黄帝内经》可谓博大迷离，它作为中医学的原典，展示了中国古代的先哲与先民对生命、疾病图景的独立、独到认识和驾驭。不承认这一点，则无法对中医学的价值与意义做判断。

身体仅仅是生命认识的起点，恰恰在这个起点上，中西医学，也是古今医学存在着分歧。我们自身的躯体，已经虔诚地交给现代解剖学与生理学了，生物学的还原论者为我们开出了长长的"节目单"，由形态到代谢、功能，由大体观察到显微镜下，由光学显微镜到电子显微镜，由器官到组织，再到细胞、亚细胞、分子、基因。"洋葱皮"剥到了尽头，身体的认知也就完成了，唯独不理会传统的中国医学。在费侠莉视野中，"黄帝的身体"提供了别样的路径，它是被观察的"身体"（譬如五脏、六腑、气血津液），也是被"思辨"的身体（譬如阴阳、五行、运气学说的比附），还是被"体悟"的身体（譬如"经络躯体"的体认）。经络学说后来成为针灸学治疗体系重要的学理基石，也是中医妇科认识"月经""妊娠""分娩"的钥匙，以及"带下"（妇科）疾病治疗的"秘诀"。中医妇科讲的"调经"原本有两重意义，一是病人需求的解读，即对女性个体月经周期的调节，另一个是医理的阐述，即对"奇经八脉"中"带脉""任脉""督脉"的功能调适。"女子以血为本"，"血室"的生理理解，"痰瘀"的病理与治疗思路都与这些至今"实体"不明的经脉有关。更令人费解的是中医妇科临床的"显著疗效"（有临床案例与统计资料支撑）大多缘于"调理肝肾""祛痰逐瘀"，而中医语境中的"肝""肾""痰""瘀"都与现代医学的概念与理解相距甚远。

很显然，发现"黄帝的身体"并非完全来自观察与分析，需要体察思辨与领悟。李时珍在《奇经八脉考》中声称来自于内景返观（"内景隧道，惟返观者能照察之"）。这样的交代很容易被科学主义者定性成"伪科学"。无奈李时珍声名太显赫，在西方学者的眼里，一直将《本草纲目》视为一部博物学著作。最令还原论者们失望的是经络实体至今仍然在探究之中。虽说经络实质之谜待解，可经络传感现象却实实在在，那"结构—代谢—功能"的铁律是否就要颠覆了呢？就像这天底下只要找到一只黑天鹅，这"天鹅总是白的"结论就必须修正。同样，只要有一个解剖结构"悬空"的功能态存在，那么，生物学中必须建立在实在结构基础上的生理功能定律就会遭到质疑。大而观之，现代医学认知中的还原论、唯物论的根基也随之发生松动。对此，有人惊慌，有人惊奇。惊慌者坚持科学的进化论与绝对论观念，将"黄帝的身体"，乃至一切学术质疑与挑战都狭隘地看成是伪科学阵营的挑衅，应该予以迎头痛击。而惊奇者则对"黄帝的身体"表现出宽容与开放。

狭隘与宽容的分野在于"知识地图"的版别与科学的观念。有那么一版"知识地图"如同象棋的棋盘，一条界河，楚汉相争，在这些棋手心中，"科学与伪科学""真理与邪恶"，高下立判，冰炭不容。他们习惯于自封为科学与真理的化身，党同伐异，你错我对，你死我活。一脸李森科式的神圣，一身堂吉诃德式的豪勇，完全抛弃科学的自由意志与科学自身的怀疑精神、反思精神，却坚称在捍卫科学的纯粹性，肃反清污，棍棒相加，将近代恶劣的政治格斗、种族抗争思维和伎俩带入科学的园地，到头来只会毒化科学界的空气，造成新的迷信与盲从，破坏知识生态的和谐，也导致科学创新土壤的板结。

在今日中国，有一个奇怪的悖论，一方面科学教育、研究落后，一方面科学主义盛行。其实，两者互为因果。要烧熟这锅"夹生饭"，必须更换新的知识地图。这份地图版图广大，智慧多元，科学的周边有非科学的人文学科、社会学科群相互借鉴、论争，即使在科学内部，历史向度的前科学、潜科学，怀疑、批判、反思向度的反科学都应该有一席之地。赛先生应该有博大的胸襟，将它们纳入科学创新的头脑风暴范畴，收入到科学研究的资源库、假说库之中，来丰富我们的创新思维，或者作为应用的补充与替代。真正以科学之名偷运迷信的伪科学应该揭露、批判，但必须按照科学的证伪程序与规范进行知识辩论。

近百年来，中医学的境遇是从主流医学地位逐步被"边缘化"，费侠莉认为是全球化知识霸权的产物。如今，现代医学占据了中国医学教育科研、社会价值认同与传播、医疗服务市场的主导地位，传统中医与现代医学的情势就像费侠莉著作中宋明时代的妇科与内科杂病的关系。但中医学护佑着中华民族几千年的繁衍进步，一定是"真"的医学，"活"的技艺，至今仍然是临床上有用、有效、有根的治疗体系。作为有特色的临床技术与艺术，它从来没有宣称自己是科学，也无须宣称自己是科学（现代医学也并非严格意义上的科学）。即使是"思辨"的身体与知识体系（阴阳、五行、运气）也属于自然哲学（前科学哲学）的研讨范畴，没有要被贴上伪科学标签封杀的道理。中医学本质上属于人文主义的医学，主体是一种非科学的知识与经验体系。但是，不排除其中包含相当多前科学与潜科学，甚至后科学（如经络传感现象与学说，至今是待解之谜）的知识与经验模块。它必将成为当代中国医学（包括中国本土的现代医学）创新的重要知识、经验储备和宝贵的理论假说库，也是中国有望对世界医学做出杰出贡献的重要阶梯。

作为服务于人的综合技艺，无论在技术上，还是在人性关怀上，现代医学远没有尽善尽美，它也没有理由对中国传统医学表现出"傲慢与偏见"，它需要不断地向各相邻学科学习、汲取（20世纪主要是向理、化学科学习），包括以中医为师。对于传统中医学来说，不能只想到将学科中大量的前科学、潜科学、后科学的内容延伸研究，准备"汇流"到科学化程度较高的现代医学体系中去（如"青蒿素"的研究），还应该坚持、弘扬自身的人文主义医学传统与优势，在主流医学的遮蔽之外深垦一块新的田地。对此，费侠莉很清楚，她将一个时期多元语境中类型化的非主流智慧命名为"艺术的别方"，不仅包括临床理论指向不同的心法、神方、奇药，还包括内丹养胎术，以及长生不老者的生育与妊娠的玄想。想象与探索的空间极其广阔。在她看来，这是一个主流医学之外的桃花源，当然，每一树桃花都在装扮着春天。因此，宋明时代临床医学的辉煌，不能不冲破理学的遮蔽，记下陈自明、薛己、武之望、程茂先、谈允贤的名字，不能不研究扬州学派与《妇人大全良方》《济阴纲目》等著作。几百年后，费侠莉还从中解读出女性主义的微言大义，读出"临床境遇中的女性"，读出"叙述的声音和文化建构的身体"，读出"性别、阶层和医学的多元化"。这就是"艺术的别方"存在的价值，也是全球化语境中桃花源的意义。

"艺术的别方"是一个十分绝妙的命名，它揭示了中医治疗艺术化的特征，既讲原则，是辨证论治，以证为依据，更讲变通，因人、因地、因时而变，同病异治，异病同治。有人不理解，认为变通太多，近乎玄虚。其实，任何疾病都是动态的，个体的。艺术审美讲"一千个观众就有一千个哈姆雷特"，同样，"一千个病人就有一千个症状（疾苦叙事）"，治疗的艺术就是把握差异进行细微的个性化处置的过程。临床医学的本质是诊疗技术的不断尝试，不断升华的历程，最终达到艺术化的至高境界。那便是医圣的玄妙。"别方"很容易让人想到西方医学对中国医学的定位性表述：替代医学，别方就是另一个后备方案。其实不然。"别"在这里是别出心裁、别具一格，是一种求异、求新的追索。妇人病不同于普通杂病，需要摸索、创新组方思维，更强调入肝、入血，优化选药思维，驱邪扶正，需兼顾经血、胎气，强调多运用植物药，慎用耗散气血的"虎狼药"。药物内服之外，倡导打开思路，内病外治，针灸、膏丹都是备选之方。尤其是针灸之术，运用十分普遍，无须施药，效果良好，如灸法矫正胎位，至今广泛运用。当然，机理仍然诉说不明，被"科学派"时常诟病。但是，临床技术的进步一般经历"被尝试—被运用—被理解—被解释"几个阶段，也不排除中医原著中有荒谬的解释。如《针灸大成》中记载使用针灸催产的技法，临床虽有效，但书中的解释是："胎儿的小手抓住了母亲的肠子，银针扎下去，扎在胎儿的虎口上，胎儿松开小手，于是胎儿顺利生产。"有现代生理学常识的人都知道，胎儿被子宫包裹着，不可能伸到腹腔里去抓母亲的肠子，这种解释实在荒唐可笑。但是我们不能因为解释荒谬而否定针灸催产的疗效，也不能因为针灸催产确实有疗效就接受历史文献的可笑解释。正确的方法是疗效归疗效，解释归解释，哪个错误纠正哪个，哪个正确提升哪个。"别方"的真谛是提供去伪存真的临床经验和历史素材。目的是古为今用，而不是找古人的错，骂一通完事。这样做不利于历史遗产的继承与发展。这个道理费侠莉女士懂，但我们许多同胞却不懂。

九尾狐与杂种

—— 中医学的隐喻

医学是什么？奥斯勒有著名的二元说的定义，不确定性与科学，艺术与技术的杂合；印度人有盲人摸象的隐喻；在中国古代医学那里，实在是一条"九尾狐"，视角不同，姿态各异。道理其实很简单，人是自然界最复杂的"东西"，就像相声中抖包袱，人是"东西"（物质性，由蛋白质、脂肪、水等物质构成），人又不是"东西"（超物质性，人是万物之灵，有思想，有情感），于是，研究人的医学就必然陷入多元的认知徘徊之中，不像其他的自然科学那样纯粹，一条栈道往上爬。没有岔道，学理谱系也很单纯，没有旁支。所以，现代的数理化学科是血统纯正的独生子，没有表亲，也大致没有父母，历史意识很淡漠，不识几十年前的学术人梯。这样的科学经验与科学思维一定型，就难免不发问，数学物理没有中国数学美国数学、英国物理德国物理之分，为何医学还有中医、西医之分？化学起源于炼金术，但现代化学已经彻底割断了传统的脐带，为何传统医学的脐带总是割不断？当下对"中医"的诘问都可归因于这样的差异求证。它是科学探索精神的体现，如同"纯种马"与"杂交骡"的优劣纷争，可以争辩很多年。但是，如果结论争执不下就操刀杀"骡"，那就是希特勒式的卑劣做派了。

在科学崇拜的公共语境中，科学就是绝对真理，是唯一正确的认知方式与思维方式，是第一推动力，也是第一生产力，是真善美的总汇，是人类价值的化身。所以，那些"半截子科学""半吊子科学""前科学""潜科学"，乃至"非科学"都要挤进科学的庙堂，抢一件科学的外衣披上，跟赛先生攀上一丁点亲戚，不然就无法在当今世界立足，就有人来满门抄斩。所以，我们的生活里伪科学越反越多，连算命先生也要架上一台电脑，挂上科学预测的招牌。是绝对化的思维定式与相应的语词暴力给闹的、给逼的。可不是吗？在人类知识谱系中，关于自然的学问全数归科学了，关于社会的学问也科学化了，连关于人文的学问都即将被科学收编了，一切正确、有效的方法都叫科学方法。"满城尽带黄金甲"，天下学问皆科学，在白天鹅主导的动物世界里，黑天鹅一律被视为伪天鹅。殊不知，黑天鹅的存在具有强烈的类型意义，它打破了"世上天鹅一般白"的铁律，让人们对白天鹅的世界保有一份怀疑与批判，对动物世界的神秘保有一份敬畏之心，它告诉人们科学的彼岸不在已知知识与技术的延长线上，也不能一网遮蔽天下。但是，我们却坚守清一色的思维原则，将"黑天鹅"杀戮，或者将它的羽毛染白。可不是吗？中医研究院成立五十年时，因地位越混越低，在 2005 年改名为"中医科学院"，但仅仅改名并没有阻挡科学主义肃伪斗士们的围剿。因为中国古代没有科学，中医又发端于中国古代，因此，它从血统上看没有科学的基因。其实，严格地讲中国古代没有科学体系、科学建制，但是有科学思想（所谓"天才的预测"，属于潜科学的类型）的存在。它在临床上有用、有效，当研究的思路、方法、说理的语码与现代科学尤异，它的"效用"被认为要大打折扣，科学共同体就拒绝承认，是假冒伪劣，必须限时取缔，维护科学的纯洁性。其实，医学上的有效、有用与充分说理（现代医学的一家之理）之间为何不会发生时间差与文化差异呢？何况临床医学在西方语境中并非严格意义上的科学。传统中医根植于中国传统文化，守护着中华民族的生息繁衍，有自成一体的学说和人文主义特征的思维、研究方法。在发展历程中应该学习、借鉴现代医学与现代科学的技术与方法。但不可丢掉自我的学术之根。西方文艺复兴之后兴起的近代科学，是一种探索自然奥秘的路径和方法，如还原的路径，实验的方法，随机、双盲，对照的分析，引入数学工具找关系，找差别，这些成功的方法无疑都是值得尊重的。但绝对不是唯一的方法。尤其是作为人的医学，生物性、心理性、社会性、人文性交杂，内在肌理十分丰富，更应重视地方性知识体系的多样性。因此，我们应该大胆地为中医辩护。

　　医学还是"杂种"，毫无疑义的"杂种"。按照国际医学界的通识，它是科学、技术、艺术的杂合。WHO 关于健康的定义，恩格尔的"生物—心理—社会"多元关怀的医学模式，诺贝尔奖项中"生理学与医学奖"的表述都可初步证明这一点。因此，所谓"伪科学的医学"本身就是一个伪命题。因为医学的知识与价值相当一部分不在自然科学的领地里，而是延伸到社会学科、人文学科的疆域之中，属于非科学，甚至反（思）科学的知识阵营。这让那些秉持科学意识形态化、权力化的狂人十分恼火，急于绞杀，便假借伪科学之名，呼吁告别、取缔中医，无非是期望通过偏激的言辞制造一些媒介波澜，为个人赢得一些片刻的眼球效应，或为自己经营的网站赚一些点击率而已。对于这些人的表演不必太在意，但被他们搅乱的思想必须厘清。倘若真的如他们所愿，将医学中的非科学、反（思）科学知识与慧根割断，那将是医学的大不幸。

　　医学的杂合价值与知识向度是由"人"的多重属性决定的，

而且各个向度互有优劣。

"人是动物"，便有了"生物科学的医学"。于是，医学的发展导向全面、系统的"还原论"研究，人被"剥洋葱皮"一样，从器官、组织、细胞、亚细胞、分子，疾病的细节与因果链条逐一被发现，但它的误区是"局部视野"与"科学（实验）至上"。

"人是机器"，便有了"理化科学与技术的医学"。声、光、电、磁的各种新技术都被应用于诊疗活动之中，医疗的客观性、目的性、干预性得以大大提高，医学的发展部分导向"机械论"的定势，但它的误区是"技术崇拜"（技术主义）。

"人是社会性动物"，便有了"社会的医学"。于是医学的研究导向社会化、群体化、和谐化，疾病与健康控制的版图大大扩充，但它的误区是医学研究的过度"外在化""环境论"。

"人是会思想的芦苇"，便有了"人文的医学"。于是医学的研究导向思想化、艺术化，精神化、智慧化，但它的误区是将医学思考引入过度"理想化"。

中医根植于中国文化的沃土，是一座文化的"老宅"。它既有技术的"前厅"，又有哲学的"后楼梯"，还有人文的"后花园"。唯有穿行其中，浸淫其内才可登堂入室，深入认识、悟达。它既是博物学意义上的自然科学，也是艺术意义上的应用技术，还是历史、哲学意义上的"人文家园"，一个具有独特文化差异性的类型医学，功能上有用、有效，学理上有根、有灵，风范上有情、有趣。在（全球化）语境下，尤其具有鲜明的区域、民族性和神韵，值得我们花气力深入研究，去发掘。中医欢迎有内容的、建设性的批评、反思、诘难，但是拒绝没有抵达的告别，更反对无理无畏的取缔。为中医辩护的意义不只是保存传统，也同时是向科学主义的傲慢与偏见挑战。

铁肩背负道义，妙手续写岐黄

—— 记彭坚对传统中医的坚持

彭坚是我研究生班的师兄，长我十岁，高我两届。我们在读书时、毕业后均有很多学术上、思维上的交集。我对于他的中医信念、学术造诣和临床擅长心有所慕，但未能全面搜览其文字，加之稻粱之谋有别，专奉的职业方向存异，虽然相互欣赏，却未能深入切磋。金秋时节，一个意外的机缘，我曾工作了九年的湖南科学技术出版社的编辑找上门来，让我为彭坚兄的新书涂鸦一点感想，抒发几分议论，恰好了却我的一桩夙愿，也借机能够较为系统地阅读他有性格、有温度的文字。这篇感想与议论未必丝丝入扣，权作我的唱和之声。

彭坚的新书收文颇广，文体多样，有国际会议演讲，有维护中医学统的论辩文章，也有访谈、对话、序跋，还有内心独白。通过这些文字，他重审了"五四"以来中华文化虚无论的源流，发愿重建文化自信，继而自强、自立的传统文化与传统医学，揭示了"康宁"大于"强健"的健康观，"生命"（身—心—社—灵）视野大于"生物"（形态—功能—代谢）的医道，"玄妙"甚于"格致"，"乐生、惜生、厚生"境界大于"卫生"境界，"辨体—辨病—辨证"优于单纯"辨病"，昭示中医虚证是一个有价值的认知领域，位于健康与疾病都无法涵盖的非健非疾灰色地带，虚证调理对于慢病、老龄衰退的疗养具有十分广阔的发力空间，是健康中国国策落地的新抓手，具有很高的哲理性。

彭坚对中医的挚爱是渗透在骨子里的，不仅因为他有中医的家学渊源，绝学亲授，而且他的思想史、学术史积累，使他能够穿破"五四"以来"科学主义"的迷雾，跨越"现代性"的泥沼，执着而艰难地跋涉在中医学术与临床探索的华阳道上，在论辩中意气风发，文采飞扬。他以铁杆中医自称，孜孜以求，自信自得。记得他给儿子取名"坷平"，意为踏过坎坷入平川，也是他当时学术心境的真实写照。或许，在我们同窗共读的年代，没有意料到传统医学的命运有多"坎坷"，离"平川"有多远，在数十年之后，还有那么多人对民族医药做出片面、尖刻的挞伐和决绝的抛弃，完全与个人健保福利无关，声讨中医的言语与姿态偏激程度甚于积弱积贫、国破家亡的民国时代。当今的全盘西化论者不只是情绪、言语的偏激，要开窗户，却嚷着拆房子，丧失最起码的民族自信与文化自信，是民族文化虚无论与唯科学主义，以及网络时代"骂街—围观—博人眼球"赚取点击率和流量的怪胎。对此，彭坚据理力争，写了大量的论辩文章。他主张二元论，反对一元论；主张用"我优，你也优"体操评判法则替代"我优，你就不能优"田径评判法则；主张中西文化与医学之间的兼容，反对偏激的片面，攻其一点，不及其余。在他心里有一道克服片面性的张力绳，现代社会推进现代化，不等于不反思现代性；学习西方先进的思想文化、医疗新知，但不等于全盘西化；保存优秀传统，不等于全盘继承；扬弃中医糟粕不等于全盘否定，学科废止。"五四"期间，单边主义思潮曾经上演过十分荒唐的闹剧，一些文化激进主义者激烈地诋毁汉字，主张废除汉字，实行拉丁化。当时，钱玄同认为"废孔学，不可不先废汉字"①。瞿秋白认为"汉字真正是世界上最污浊、最恶劣、最浑蛋的中世纪茅坑"②。鲁迅也认为"方块字真是愚民政策的利器，是中国劳苦大众身上的一个结核，病菌都潜伏在里面，倘不首先除去它，结果只有自己死"③。事过境迁，人们发现汉字不仅不可废，它还是世界上最好的文字。在英语世界里，读报（新闻、百科）需要20000个词汇，而中国的民众扫盲只需1500个汉字。一位从事科学研究的工程师只需掌握4000个汉字，就能完全适应研究工作。中国人的思考速度比美国人快，因为中国人的"声音种类"，如一音多字现象比美国人多，说汉语比说英语更多地使用右脑。孔子学院自2004年11月21日在韩国开设以来，目前已有535所，开办1134个孔子课堂④。目的就是推广汉语教学，传播中国文化。就在开办孔子学院的前夕（2004年9月），许嘉璐、季羡林、任继愈等著名学者发起签署《甲申文化宣言》。他们呼吁："文明多样性是人类文化存有的基本形态。不同国家和民族的起源、地域环境和历史过程各不相同，而色彩斑斓的人文图景，正是不同文明之间互相解读、辨识、竞争、对话和交融的动力，我们期待，经历过全球化的洗礼，原生状态的、相对独立的多样文明将获得更为广泛的参照，更为坚定的认同。"习近平总书记告诫我们："抛弃传统、丢掉根本，就等于割断了自己的精神命脉。"博大精深的中华优秀传统文化是我们在世界文化激荡中行稳致远的根基，民族文化是精神根脉，是底气，是压舱石，中华优秀传统文化是中华民族的突出优势，是我们最深厚的文化软

---

① 钱玄同.钱玄同文集：第1卷[M].北京：中国人民大学出版社，1999.

② 瞿秋白.瞿秋白文集：文学篇　第3卷[M].北京：人民文学出版社，1989.

③ 鲁迅.鲁迅全集：第一卷[M].北京：人民文学出版社，1980.

④ 数据来自国家汉办官网：http://www.hanban.org/confuciousinstitutes/ 引用日期：2019年9月30日。——作者注

实力，是民族文化的现代优势。中西文化与医学之间的对话胜于对立，中医、西医、中西医结合的"二元三轨"发展格局比单一的中医或独大的西医格局更富有创新的机遇，屠呦呦摘取诺贝尔生理学或医学奖桂冠的事实就说明了这一点。

毫无疑问，对文化多样性的认同是中医生存与发展的社会意识土壤，说中医很"伟大"，并不妨碍现代医学很"强大"的现实，却恰恰有利于克服现代医学的现代性魔咒，即医生做得越多患者抱怨越多；患者了解越多，误解越深；低技术高满意度，高技术反而低满意度；个别医者占据技术制高点，却失守道德制高点。现代医学已经意识到医患关系、人机关系、主客关系的紧张带来深刻的学科异化，正在积极地寻求化解之道。身—心—社—灵全人医学模式对单纯生物医学模式的超越，全科医学对科间断裂的修补，叙事医学对循证医学的补救都是有益的尝试。因此，中西医之辩，不是学术界的意气之争，也不是利益集团的功利较量，而是现代性批判的后现代关照，也是医学思想史开掘的经典案例，是医学、医生精神发育的契机。现代医学极度迷恋进步主义，轻视学科自身的现代性反思与批评，这是现代医学陷入价值困惑与精神迷茫的根本原因，也是当代一切形式"医改"的动因。医学从现代化的追逐到现代性的反思，需要思想史的精神引领，也需要传统智慧的滋养。彭坚在书中屡屡提及的刘易斯·托马斯是现代医学中科学主义、技术主义反思的先行者，国内某流行病学教授对其《最年轻的科学》的误读不应该成为对刘易斯立场误解的注脚。刘易斯在《新英格兰医学杂志》开专栏，发表了近百万字的医学评论，科学随笔，艺术、音乐随笔，其视野之宏阔，文笔之细腻，令我辈汗颜，文中还充满着"胡闹"与"俏皮"。如果不是拘泥于个别词句的表达，究其大要，刘易斯对于现代医学的基线式认知是"要科学、技术，不要科学主义、技术主义"，因此，才会有对"最年轻"的科学的反讽，"半吊子"技术的批评。如同赫胥黎笔下的《美丽新世界》，照字面理解只能说不识隐喻。刘易斯因肠癌仙逝时，《纽约时报》称谓这位有人文情怀的医学家、医学教育家、医学美文作家为"桂冠诗人"，而非某一科目的技术专家，虽然他本人是著名的病理学家、肿瘤科大夫。他是继倡言"医学是不确定的科学，可能性的艺术"的现代医学大师奥斯勒之后最具有通家气象的医学家之一。

刘易斯的胡闹也"感染"了我们。我曾在北京大学医学部的课堂上跟学生戏谑地说中西医之间不应该是"狗象"之争，总拿嘴里能不能吐象牙，即客观检测、循证指标做标准。我们不仅要思考"狗嘴里为什么吐不出象牙"？还要思考"为什么要让狗的嘴里能吐出象牙，狗嘴里吐狗牙就好了"。经验医学与实验医学之间蕴含着理性与经验，理性与感性，理性与悟性互补关系，而非纯粹的代际递进关系。因此，中医应该自己出题自己做，自己定标准自己完善；而不是由别人来出题。中医必须绕开动辄即究的科学化、标准化两块石头，发挥中医整体调治优势，研习一批疑难杂症中医综合治疗，如针药并用，疗养一体的框架图、路线图、太极图。当然，中医也要克服故步自封，抱残守缺的意识，摒弃"我是熊猫我怕谁！"依仗政策保护过日子的心态，要弄明白我究竟是"熊"还是"猫"？中医是科学，还是玄学？科学不是万能的，现代医学也不是纯粹意义上的科学，而是人学。历史上玄学是玄妙之学，众妙之门，不必妖魔化。"熊猫怎么就拍不出一张彩色照片，只能拍出黑白照片呀？"彩色照片与黑白照片之分隐喻中医的科学化之途是否正途，我们怎样成为"功夫熊猫"？我们都有哪些功夫，如中医的类型意义，理论、临床绝招都有哪些？我们完全可能在弘扬中国传统医学的文化与道德优势方面发挥优长，攀"高枝"，增自信，树立德艺双馨的医德医风，以传统的整体观融入当今的大健康观。循证医学之后的整合医学观，成为传统文化"返本开新"的典范。还要致力于将中医知识纳入民族优秀文化普及活动之中，推动"公众理解中医"，将近年来热门的自主、自助型"养生""治未病"活动引向深入。培土固本，更要顺应社会老龄化趋势，开展老年疾病疗治、老年生存质量提升的临床攻关，开辟"疗养结合""身心灵结合"的老年病防治新模式。

古为今用固然好，古慧今悟也不错，中国文化求真相、真理，也究真谛、真如，这份二元境界的认识论对于现代医学不无教益。中医有"医者意也"，"医者易也"，"医者艺也"的认知传统，它是对医学不确定性、偶然性、偶在性的最好诠释。其实，人类生命、疾苦有着无法解读的复杂性，不可澄澈的混沌性。苦难、生死存在不可预测与把控的偶然性和不可驾驭的或然性。生命是一个谜，是一个灰箱，真相无法大白，甚至都无法"中白"，只能"小白"，相当多的病因、病理不明确，病情的进展不可控，疗效不确定，向愈、恶化、残障、死亡的预后不可测。中医"病入膏肓"并非要揭示有一处"膏肓之间"的绝对空间，而是告知患者，医者永远也无法包治百病，永远也无法全知全能全善。只能"有时去治愈，常常却帮助，总是去安慰"，由此可以认定，医学的价值与认知半径比科学更大、更丰满。科学技术追逐有知、有理、有用、有效、有利，客观、实验、实证、还原、效益最大化，医学不仅追求有知、有理、有用、有效、有利，还要追寻有德、有情、有根、有灵，即科学性、人文性、社会性的统一。医学是人文滋养的科学，是人性牵引的技术，这才是医学的真谛。

　　彭坚一直活跃在中医临症一线，积累了大量神功奇效的医案医话。这一部分对于离开临床很久的我来说实在难以精细、精准评判，但王叔和有言"读医不如读案"，医案、医话本是生命叙事。这些临症医案让我领悟了"医者意也"的无限玄妙，实证与用意是临床工作的两个不同的侧面。医史学家廖育群先生在《医者意也》一书中将其解读为："认知前提是生命 / 医学神圣感，神奇、神秘、神灵、神通、神机、神迹、神韵，圣洁、圣灵、圣明，其理论的神秘感，五行活套，抽象概念与具象概念 —— 阴阳、膏肓的不可测性，被描述为'玄妙 — 莫测、莫言''神乎 — 其神'，开启诊疗策略与技法上的随机应变，灵活性，不虚韬，不拘泥，医家悟性，心有灵犀，举一反三，灵光乍现，物与神游，不可言说，难言，不可言，不尽言。"这些中医临床机巧在彭坚的医案医话中都能找到价值龟纹，它需要从博物学的境界上去寻求解读，而非只是在科学镜像中寻找答案。

　　信马由缰，述说了这么多，有些话由彭坚书中的话题引发，有些是轻描淡写的应和，未必切中肯綮，不知是否可以"霸蛮"地横亘在书前、书后，成为读者阅读理解彭坚的隔阻，心生忐忑。若真要从学术上、精神上认识彭坚，还请细读正文。

中医养生的是非曲直

"庖丁解牛"的寓言故事世人皆知，庄子笔下那位神奇的主人公是一位刀法娴熟的厨子，在他的腕底，"彼节者有间，而刀刃者无厚，以无厚入有间，恢恢乎其于游刃必有余地矣"。今人读而叹之：此公技熟生巧，巧而出神。错！庄子若活到今日，见此解读一定不悦。其本意是借庖丁的故事讲述"养生"的从容、幽雅境界（篇名《养生主》）。"节者有间"，暗喻生命的航道犹如急流险滩，危险无处不在。"刀刃者无厚"，则隐喻生命的航船机智灵巧，左右逢源，穿越在危局、险途之间，毫发无损。这等养生境界，怎不叫人拍案叫绝。不过，庄子好梦想，此景或许是他心中的理想。宋人黄庭坚就半信半疑，有诗云："谁言游刃有余地，自信无功可补天。""无功"，即无为，就是顺天应时，抱朴归真，倒还入养生的话题，也得庄周要领。"补天"虽豪迈，却有些荒腔走板，庄子追求的是自然避险，黄庭坚却要寻伤补缺。不过，这一唱一和，将传统中医养生的哲理化、诗化、自然化、俗世化（生活场景化）的特征勾勒得八九不离十。

古人为何要蓄意养生？又为何如此重视养生？理由很简单，人人都希望是神仙，人人都可以赛过神仙。这样的健康与生命理想值不值得推崇？不能轻率下结论，这要看时代潮流、社会风尚，看儒、道博弈，谁占据了上风，因为养生精神对应着牺牲精神，出世与入世，享乐与奋斗，颓废与进取。大凡浴血沙场、杀身成仁的边关将士中不会流行养生心法，信奉人生不过是"西西弗"之旅的苦行僧也不主张放下推巨石上山，再将巨石滚下山的使命去养生遇仙。因此，历史上"人人讲性命，个个谈养生"的社会不是一个时代蓬勃中兴的标志，恰恰是盛极转衰的预兆。

中医历史悠久，从何时开始走上养生崇拜的道路的？马王堆医书显示当时的医学分四门，"医经"一门可以理解为理论医学，"经方"一门可以解读为临床医学，"神仙""房中"两派都是追求养生保健学问的，神仙术如此，房中术也是如此，当时私授的技巧都是为"采阴补阳"，而非性的快乐。由于养生学术专门化所带来的养生职业化，中医养生曾经数度红火，但多在宫闱之中，或在豪门府邸。神仙家、房中家也被称之为"方术之士"，不过，方士、术士虽同为道家或阴阳家的信徒，但执事不一。方士一般是引导人求仙得道和炼制丹药；而术士一般从事观阴阳、看风水，相面占卜之类，历史上声名显赫的方士是受秦始皇差遣东渡日本的徐福，还有隐居在广东罗浮山里采药炼丹的葛洪。徐福的事功不可考辨，转列为中外交流先驱，葛洪则被医学史家奉为著名中医学家。

养生被奉为秘学，穿行在学术与方术，宫廷御馆与耕读人家之间，派生出宫廷养生、文人养生、市井养生诸多流脉，及摄生、延生、达生、护生、卫生、赏生、惜生诸多别称来。中医养生玄妙之处还在一个"养"字，曰休—养（身），修—养（心），培—养（元），绝不是现代物质主义的"营—养"那般局塞，愿景不外乎长生久视（延缓衰老），怡情养性（提高生活质量）。

今天看来，中医养生是科学养生与玄学养生并举，观念上信奉浪漫主义，大凡医者易也、讲求因人而变；医者臆也，以臆用药，大胆想象。文人养生为典型，魏晋时代为高峰，其核心在养气、养性、养心、养荣、静坐、清谈、服食、辟谷，而百姓养生重行动，信奉功利主义，表现为病后将息，虚体常服平补药丸，调阴阳，顺气血（无病可寻，有证可辨），辅以药粥、药膳、采阴补阳（房中）。

古往今来，中医养生，造就了诸多神药妙方。譬如灵芝仙草，燕窝珍品，民间传说神乎其神，却并不入方，鲜有医家用其组方。以燕窝为例，它是金丝燕颌下的腺体分泌出来的黏液风干物。最初是丝胶状的物质，呈半月形，形状好像人的耳朵，外围整齐，内部粗糙，有如丝瓜网络。整个燕窝洁白晶莹，富有弹性，附着于岩石峭壁。《本草纲目拾遗》中称"味甘淡平，大养肺阴，化痰止嗽，补而能清，为调理虚损劳瘵（结核）之圣药"。后人分析其主要成分，不过一些水溶性蛋白质，碳水化合物，微量元素：钙、磷、铁、钠、钾，及促进人体活力的氨基酸（赖氨酸、胱氨酸和精氨酸）。

传说中中国第一个吃燕窝的人是郑和。郑和的远洋船队在海上遇到了大风暴，在马来群岛一个荒岛处避险，此时食物紧缺。无意中发现荒岛峭壁上的燕窝，于是命令部属采摘，洗净后用清水炖煮，用以充饥。数日后，船员各个脸色红润，神清气爽。于是，船队回国时带一些献给明成祖。清康熙年间的《调鼎集》记载了数十种"上席菜单"，燕窝名列首位。曹雪芹笔下的贾府里啖食燕窝如取俗物。第 14 回秦可卿亏损吃燕窝；第 45 回宝钗因黛玉多咳，便取自家的燕窝劝黛玉食冰糖燕窝粥；第 87 回宝玉因哀悼晴雯，未吃晚饭，一夜未眠，袭人要厨房做燕窝汤给宝玉吃。清人裕瑞就此批评《红楼梦》"写食品处处不离燕窝，未免俗气"。不过吃来吃去，也未见贾府里的人如何健康强壮。

中医养生讲究便易，尤以药食同源，互为交融最为普及。《伤寒论》中就有当归羊肉汤治羸弱的记载。古方"大补元煎"里就包含鸡蛋等滋补食品，而夏日凉茶里离不了参须、麦冬。对动物脏器更有吃什么补什么之说，吃肝补肝、吃肾补肾、吃脊髓补脑，吃鞭壮阳，因为太过机械，也闹出许多笑话来，譬如吃鸡屁股眼治脱肛。中医养生对人体器官也颇有崇拜，《水浒传》中孙二娘的人肉包子店未见红火，但胎盘大补元气世人皆知。胎盘为元阳之物，后来有人循此思路专事收集引产胎体当补品，其病态心理有如鲁迅小说《药》中起个大早赶赴刑场蘸人血馒头治疗儿子肺痨的华老栓。

挖空心思谋养生也造就了一些科学史上的奇观。譬如在五代十国年代，葛洪的炼丹术被视为近代化学的先驱；宋朝的民间秘术从人尿中提取壮阳之物秋石，被奉为性激素的初级产品，最有资格入选中国古代的第五大发明。养生术也给临床医学带来一些路径创新的启示，内病外治（内科疾病外科治疗），外病内治（外科疾病内科治疗）就肇始于药浴、药熏等保健土法。

总之，中医养生，慧根在老庄哲学（顺天应时，抱朴归真，致虚守静，无智无欲）、生活智慧，在博物学精神与情怀，无忌与无聊之处在玄虚，在个体臆测的随意演绎，在生之欲的过度放纵。

博物文库

博物学经典丛书

1. 雷杜德手绘花卉图谱　　　　　　　　　　　〔比利时〕雷杜德 著 / 绘
2. 玛蒂尔达手绘木本植物　　　　　　　　　　〔英〕玛蒂尔达 著 / 绘
3. 果色花香——圣伊莱尔手绘花果图志　　　　〔法〕圣伊莱尔 著 / 绘
4. 休伊森手绘蝶类图谱　　　　　　　　　　　〔英〕威廉·休伊森 著 / 绘
5. 布洛赫手绘鱼类图谱　　　　　　　　　　　〔德〕马库斯·布洛赫 著
6. 自然界的艺术形态　　　　　　　　　　　　〔德〕恩斯特·海克尔 著
7. 天堂飞鸟——古尔德手绘鸟类图谱　　　　　〔英〕约翰·古尔德 著 / 绘
8. 鳞甲有灵——西方经典手绘爬行动物　　　　〔法〕杜梅里
　　　　　　　　　　　　　　　　　　　　　〔奥地利〕费卿格 / 绘
9. 手绘喜马拉雅植物　　　　　　　　　　　　〔英〕约瑟夫·胡克 著
　　　　　　　　　　　　　　　　　　　　　〔英〕沃尔特·菲奇 绘
10. 飞鸟记　　　　　　　　　　　　　　　　　〔瑞士〕欧仁·朗贝尔
11. 寻芳天堂鸟　　　　　　　　　　　　　　　〔法〕弗朗索瓦·勒瓦扬
　　　　　　　　　　　　　　　　　　　　　〔英〕约翰·古尔德
　　　　　　　　　　　　　　　　　　　　　〔英〕阿尔弗雷德·华莱士 著
12. 狼图绘：西方博物学家笔下的狼　　　　　　〔法〕布丰
　　　　　　　　　　　　　　　　　　　　　〔英〕约翰·奥杜邦
　　　　　　　　　　　　　　　　　　　　　〔英〕约翰·古尔德 等
13. 缤纷彩鸽——德国手绘经典　　　　　　　　〔德〕埃米尔·沙赫特察贝 著；舍讷 绘

博物画临摹与创作

1. 异域珍羽——古尔德经典手绘巨嘴鸟　　　　　　〔英〕古尔德
2. 雷杜德手绘花卉图谱：临摹与涂色　　　　　　　〔比利时〕雷杜德
3. 玛蒂尔达手绘木本植物：临摹与涂色　　　　　　〔英〕玛蒂尔达
4. 古尔德手绘喜马拉雅珍稀鸟类：临摹与涂色　　　〔英〕古尔德
5. 西方手绘珍稀驯化鸽：临摹与涂色　　　　　　　〔德〕里希特等
6. 古尔德手绘巨嘴鸟高清大图：装裱册页与临摹范本　〔英〕古尔德
7. 古尔德手绘极乐鸟高清大图：装裱册页与临摹范本　〔英〕古尔德
8. 古尔德手绘鹦鹉高清大图：装裱册页与临摹范本　　〔英〕古尔德
9. 艾略特手绘极乐鸟高清大图：装裱册页与临摹范本　〔美〕丹尼尔·艾略特
10. 梅里安手绘昆虫高清大图：装裱册页与临摹范本　　〔德〕玛利亚·梅里安
11. 古尔德手绘雉科鸟类高清大图：装裱册页与临摹范本　〔英〕古尔德
12. 利尔手绘鹦鹉高清大图：装裱册页与临摹范本　　　〔英〕爱德华·利尔

生态与文明系列

1. 世界上最老最老的生命   〔美〕蕾切尔·萨斯曼 著
2. 日益寂静的大自然   〔德〕马歇尔·罗比森 著
3. 大地的窗口   〔英〕珍·古道尔 著
4. 亚马逊河上的非凡之旅   〔美〕保罗·罗索利 著
5. 生命探究的伟大史诗   〔美〕罗布·邓恩 著
6. 食之养：果蔬的博物学   〔美〕乔·罗宾逊 著
7. 人类的表亲   〔法〕让·雅克-彼得 著
        〔法〕弗朗索瓦·戴思邦 著
8. 土壤的救赎   〔美〕克莉斯汀·奥尔森 著
9. 十万年后的地球：暖化的真相   〔美〕寇特·史塔格 著
10. 看不见的大自然   〔美〕大卫·蒙哥马利 著
        〔美〕安妮·比克莱 著
11. 种子与人类文明   〔英〕彼得·汤普森 著
12. 感官的魔力   〔美〕大卫·阿布拉姆 著
13. 我们的身体，想念野性的大自然   〔美〕大卫·阿布拉姆 著
14. 狼与人类文明   〔美〕巴里·H.洛佩斯 著

自然博物馆系列

1. 蘑菇博物馆   〔英〕彼得·罗伯茨 著
        〔英〕谢利·埃文斯 著
2. 贝壳博物馆   〔美〕M. G.哈拉塞维奇 著
        〔美〕法比奥·莫尔兹索恩 著
3. 蛙类博物馆   〔英〕蒂姆·哈利迪 著
4. 兰花博物馆   〔英〕马克·切斯 著
        〔荷〕马尔滕·克里斯滕许斯 著
        〔美〕汤姆·米伦达 著
5. 甲虫博物馆   〔加拿大〕帕特里斯·布沙尔 著
6. 病毒博物馆   〔美〕玛丽莲·鲁辛克 著
7. 树叶博物馆   〔英〕艾伦·J.库姆斯 著
        〔匈牙利〕若尔特·德布雷齐 著
8. 鸟卵博物馆   〔美〕马克·E.豪伯 著
9. 毛虫博物馆   〔美〕戴维·G.詹姆斯 著
10. 蛇类博物馆   〔英〕马克·O.希亚 著
11. 种子博物馆   〔英〕保罗·史密斯 著

科学元典丛书

1	天体运行论	〔波兰〕哥白尼
2	关于托勒密和哥白尼两大世界体系的对话	〔意〕伽利略
3	心血运动论	〔英〕威廉·哈维
4	薛定谔讲演录	〔奥地利〕薛定谔
5	自然哲学之数学原理	〔英〕牛顿
6	牛顿光学	〔英〕牛顿
7	惠更斯光论（附《惠更斯评传》）	〔荷兰〕惠更斯
8	怀疑的化学家	〔英〕波义耳
9	化学哲学新体系	〔英〕道尔顿
10	控制论	〔美〕维纳
11	海陆的起源	〔德〕魏格纳
12	物种起源（增订版）	〔英〕达尔文
13	热的解析理论	〔法〕傅立叶
14	化学基础论	〔法〕拉瓦锡
15	笛卡儿几何	〔法〕笛卡儿
16	狭义与广义相对论浅说	〔美〕爱因斯坦
17	人类在自然界的位置（全译本）	〔英〕赫胥黎
18	基因论	〔美〕摩尔根
19	进化论与伦理学(全译本)(附《天演论》)	〔英〕赫胥黎
20	从存在到演化	〔比利时〕普里戈金
21	地质学原理	〔英〕莱伊尔
22	人类的由来及性选择	〔英〕达尔文
23	希尔伯特几何基础	〔德〕希尔伯特
24	人类和动物的表情	〔英〕达尔文
25	条件反射：动物高级神经活动	〔俄〕巴甫洛夫
26	电磁通论	〔英〕麦克斯韦
27	居里夫人文选	〔法〕玛丽·居里
28	计算机与人脑	〔美〕冯·诺伊曼
29	人有人的用处——控制论与社会	〔美〕维纳
30	李比希文选	〔德〕李比希
31	世界的和谐	〔德〕开普勒
32	遗传学经典文选	〔奥地利〕孟德尔 等
33	德布罗意文选	〔法〕德布罗意
34	行为主义	〔美〕华生
35	人类与动物心理学讲义	〔德〕冯特
36	心理学原理	〔美〕詹姆斯
37	大脑两半球机能讲义	〔俄〕巴甫洛夫
38	相对论的意义	〔美〕爱因斯坦
39	关于两门新科学的对谈	〔意大利〕伽利略

40	玻尔讲演录	〔丹麦〕玻尔
41	动物和植物在家养下的变异	〔英〕达尔文
42	攀援植物的运动和习性	〔英〕达尔文
43	食虫植物	〔英〕达尔文
44	宇宙发展史概论	〔德〕康德
45	兰科植物的受精	〔英〕达尔文
46	星云世界	〔美〕哈勃
47	费米讲演录	〔美〕费米
48	宇宙体系	〔英〕牛顿
49	对称	〔德〕外尔
50	植物的运动本领	〔英〕达尔文
51	博弈论与经济行为（60周年纪念版）	〔美〕冯·诺伊曼 摩根斯坦
52	生命是什么（附《我的世界观》）	〔奥地利〕薛定谔
53	同种植物的不同花型	〔英〕达尔文
54	生命的奇迹	〔德〕海克尔

即将出版

动物的地理分布	〔英〕华莱士
植物界异花受精和自花受精	〔英〕达尔文
腐殖土与蚯蚓	〔英〕达尔文
植物学哲学	〔瑞典〕林奈
动物学哲学	〔法〕拉马克
普朗克经典文选	〔德〕普朗克
宇宙体系论	〔法〕拉普拉斯
玻尔兹曼讲演录	〔奥地利〕玻尔兹曼
高斯算术探究	〔德〕高斯
欧拉无穷分析引论	〔瑞士〕欧拉
至大论	〔古罗马〕托勒密
超穷数理论基础	〔德〕康托
数学与自然科学之哲学	〔德〕外尔
几何原本	〔古希腊〕欧几里得
希波克拉底文选	〔古希腊〕希波克拉底
阿基米德经典文选	〔古希腊〕阿基米德
圆锥曲线论	〔古希腊〕阿波罗尼奥斯
性心理学	〔英〕霭理士
普林尼博物志	〔古罗马〕老普林尼

扫描二维码，收看科学元典丛书微课。

全新改版·华美精装·大字彩图·书房必藏

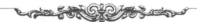

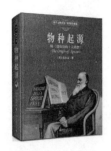
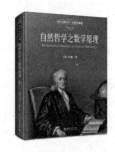
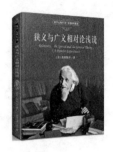

科学元典丛书，销量超过 100 万+！

——你收藏的不仅仅是"纸"的艺术品，更是两千年人类文明史！

科学元典丛书（彩图珍藏版）除了沿袭丛书之前的优势和特色之外，还新增了三大亮点：
① 每一本都增加了数百幅插图。
② 每一本都增加了专家的"音频+视频+图文"导读。
③ 装帧设计全面升级，更典雅、更值得收藏。

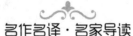

名作名译·名家导读

《物种起源》由舒德干领衔翻译，他是中国科学院院士，国家自然科学奖一等奖获得者，西北大学早期生命研究所所长、资深教授，西北大学博物馆馆长。2015年，舒德干教授重走达尔文航路，以高级科学顾问身份前往加拉帕戈斯群岛考察，幸运地目睹了达尔文在《物种起源》中描述的部分生物和进化证据。本书也由他亲自"音频+视频+图文"导读。附录还收入了他撰写的《进化论的十大猜想》，高屋建瓴而又通俗易懂地阐述了进化论发展的未来之路，令人耳目一新，豁然开朗。

《自然哲学之数学原理》译者王克迪，系北京大学博士，中共中央党校教授、现代科学技术与科技哲学教研室主任。在英伦访学期间，曾多次寻访牛顿生活、学习和工作过的圣迹，对牛顿的思想有深入的研究。本书亦由他亲自"音频+视频+图文"导读。

《狭义与广义相对论浅说》译者杨润殷先生是著名学者、翻译家，天津师范大学外国语学院教授。校译者胡刚复（1892—1966）是中国近代物理学奠基人之一，著名的物理学家、教育家。本书由中国科学院李醒民教授撰写导读，中国科学院自然科学史研究所方在庆研究员"音频+视频"导读。

科学的旅程

（珍藏版）

雷·斯潘根贝格　戴安娜·莫泽 著
郭奕玲　陈蓉霞　沈慧君 译

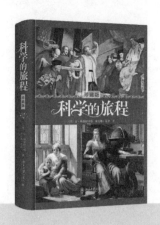

第二届中国出版政府奖（提名奖）
第三届中华优秀出版物奖（提名奖）
第五届国家图书馆文津图书奖第一名
中国大学出版社图书奖第九届优秀畅
　销书奖一等奖
2009 年度全行业优秀畅销品种
2009 年影响教师的 100 本图书
2009 年度最值得一读的 30 本好书

2009 年度引进版科技类优秀图书奖
第二届（2010 年）百种优秀青春读物
第六届吴大猷科学普及著作奖佳作奖
　（中国台湾）
第二届"中国科普作家协会优秀科普
　作品奖"优秀奖
2012 年全国优秀科普作品
2013 年度教师喜爱的 100 本书

物理学之美

（插图珍藏版）

杨建邺 著

500 幅珍贵历史图片；震撼宇宙的思想之美

著名物理学家杨振宁作序推荐；
获北京市科协科普创作基金资助。

九堂简短有趣的通识课，带你倾听科学与
诗的对话，重访物理学史上那些美丽的瞬
间，接近最真实的科学史。

第六届吴大猷科学普及著作奖
2012 年全国优秀科普作品奖
第六届北京市优秀科普作品奖

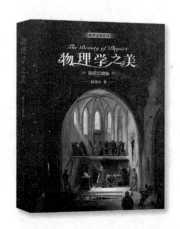